U0840175

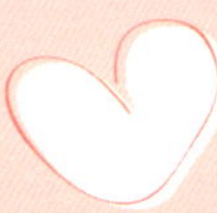
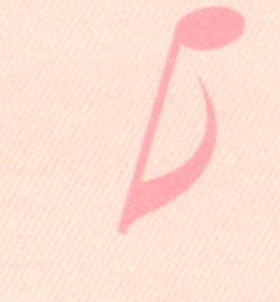

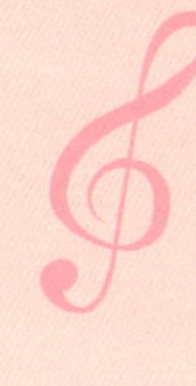

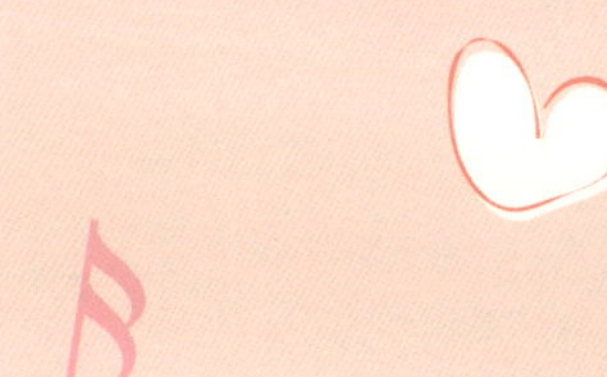
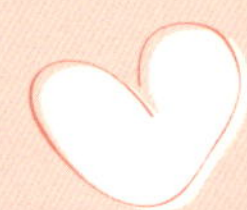
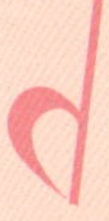

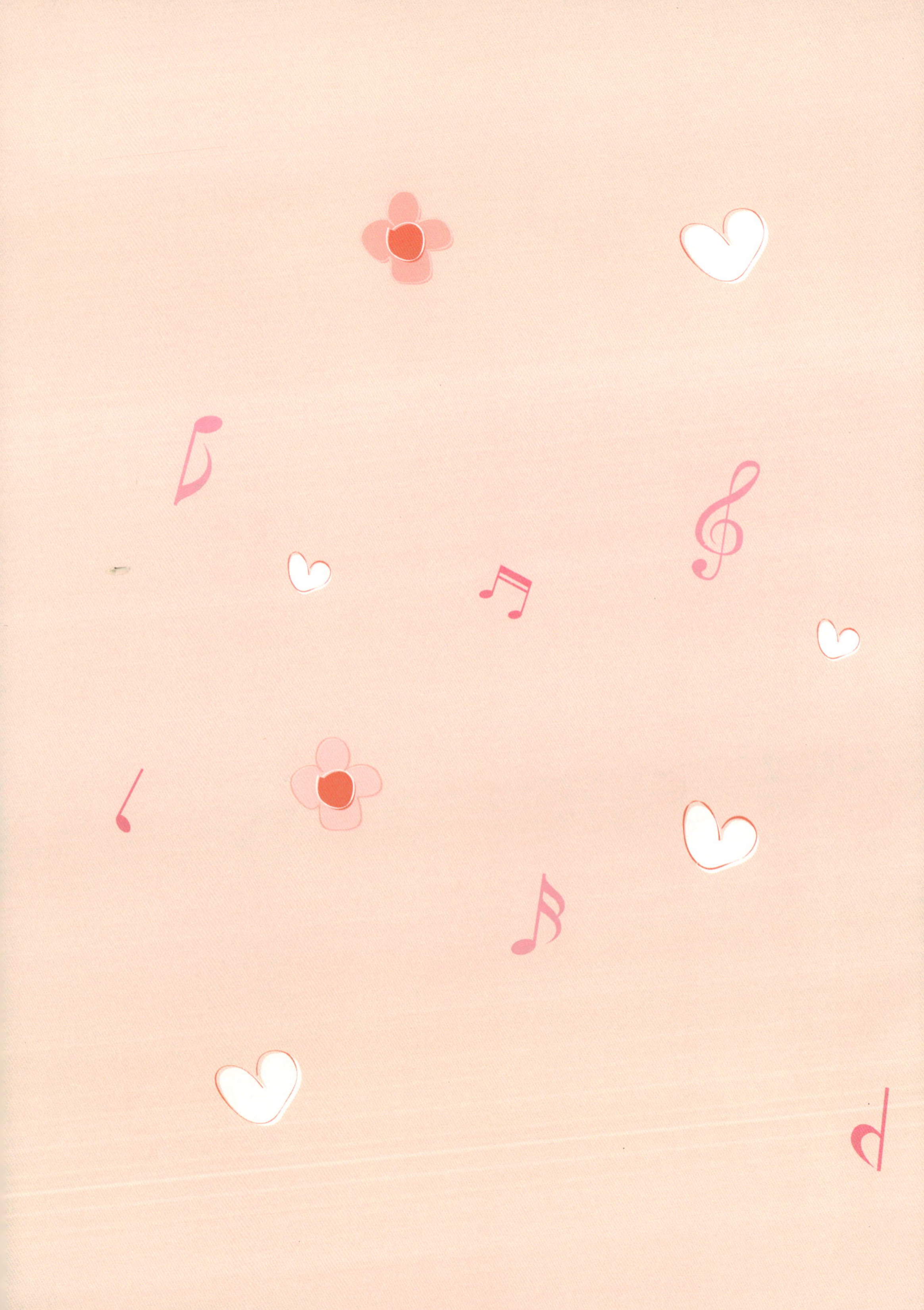

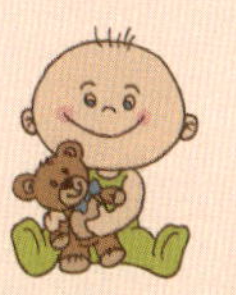

专家助我当妈妈

做更美的妈妈，养更棒的孩子

好心情备孕

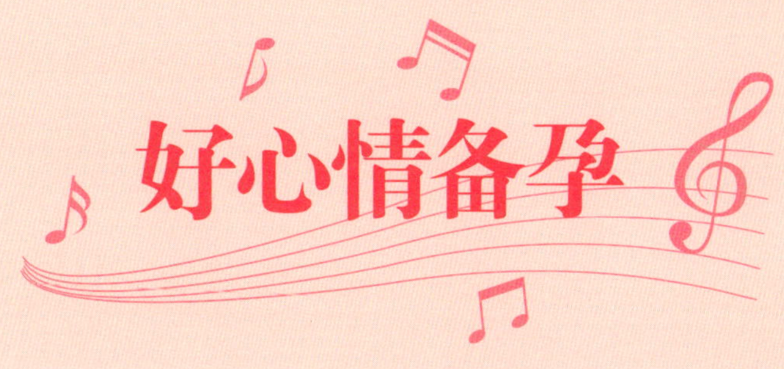

姜淑清◎著

译林出版社

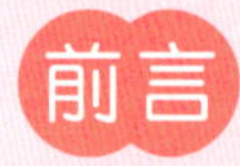

前言

缺陷儿 (1.7%)

缺陷儿

总出生人口数

孩子是家庭的希望，也是国家和社会的未来，生个健康、活泼、聪明、可爱的宝宝是每对年轻夫妇的愿望。但是，由于种种原因，我国每年还是有一定数量的畸形胎儿出生。据统计，我国每年出生的 2000 多万新生儿中，有 35 万是缺陷儿，占总出生人口数的 1.7%。他们的出生，不但使原本幸福的家庭蒙上了一层阴影，同时也给社会带来了沉重的负担。

每个健康聪明的孩子都是由父母健康的精子和卵子孕育而来，然而现在经济的高速发展很多时候是以牺牲环境为代价的，所以我们吃的食品、饮用的水，甚至呼吸的空气都可能受到污染；加上现在结婚、生育年龄的普遍延后，作为一名已经临床工作了近 40 年的医生，我强烈建议每一对计划生育孩子的夫妻都要重视怀孕前的准备工作，通过提前调整男女双方孕前的身体状态，确保将最佳的基因遗传给孩子。

长期的临床工作让中，接触了大量的患者，我发现他们当中的许多人都意识到了备孕的重要性，但着手准备时却往往依据一些道听途说，备孕效果大打折扣。基于此，我特别编写了此书，希望通过对备孕知识的梳理和介绍，破除读者的疑思困扰，帮助大家科学而有效地实施备孕，最终成功孕育出健康聪明的孩子。

有准备怀孕有两大目的：一是提高怀孕概率，避免不孕不育；二是降低胎儿畸形发生率。所以备孕时先要进行身体检查，排查影响怀孕和遗传的疾病，确保优生优育。由于孩子是父母爱的结晶，孕前检查必须男女双方都去。出于同样的理由，通过饮食和运动来调整孕前身体状态也不单单是女性的事，男性也需要加入。但是由于生理特征不同，女、男双方的调整方案应有所区别，为此本书提供了不同的方案，方便读者选择。

众所周知，孩子要在女性子宫中孕育十个月才能出生，因此孕前调养子宫、卵巢，以及月经等女性生殖系统十分必要。我国传统中医学中，有不少被证明行之有效的调养方法，本书做了取舍，供读者参考。精子卵子相遇后才能怀孕，如果备孕超过一年仍没有成功，就需要去医院检查。从一个医生的角度，书中我提供了一些就医建议，希望能使就医过程变得相对轻松简单。目前打算生育二胎和 30 岁后才准备做妈妈的女性越来越多，备孕时这两类女性需额外注意，本书也为这些妈妈提供了特别的帮助，如果读者能从中有所收获，我的努力就有了回报。

优生优育绝不仅仅是每对夫妻的事，还关系到未来社会和整个民族的发展。我希望自己能在其中尽一份力，所以编著此书时，在“专家诊室”部分分享了我近 40 年临床工作中积累的案例，如果能帮助到读者，那将是我最大的喜悦！最后，祝每一对夫妻都能拥有健康聪明的孩子！

目录　CONTENTS

Part 1
备孕前准备

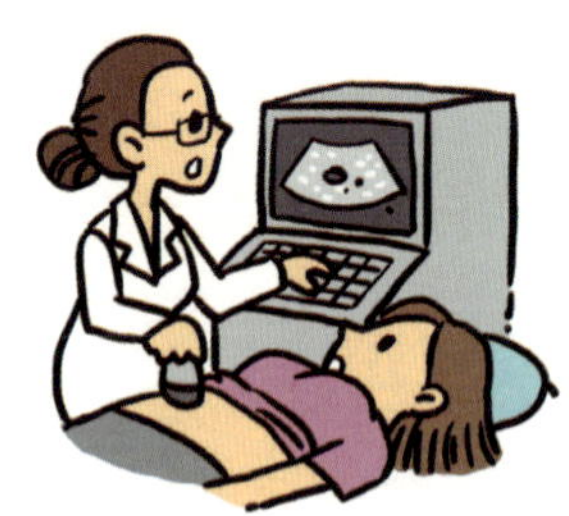

第一章　孕前身体检查

第二章　避开生活中的不利因素

第三章 养护子宫和卵巢，打造高孕力

第四章 增加精子活力

第五章 运动排毒助孕

第六章 安全健康食物助孕

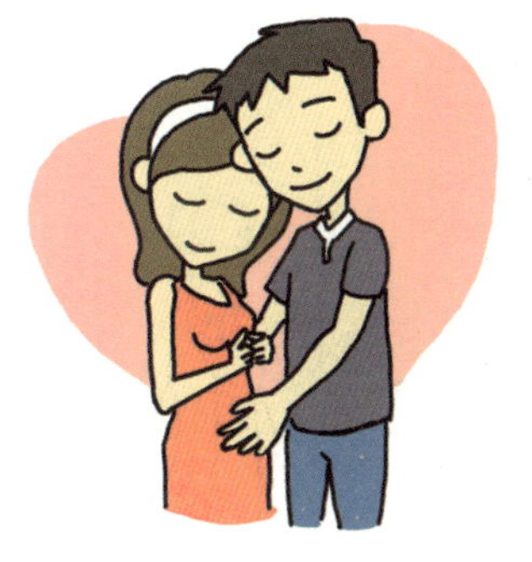

Part 2 备孕进行时

第七章 找准排卵期，轻松怀孕

第八章 增加受孕概率，迎接天使来临

第九章 好心情带来好“孕”气

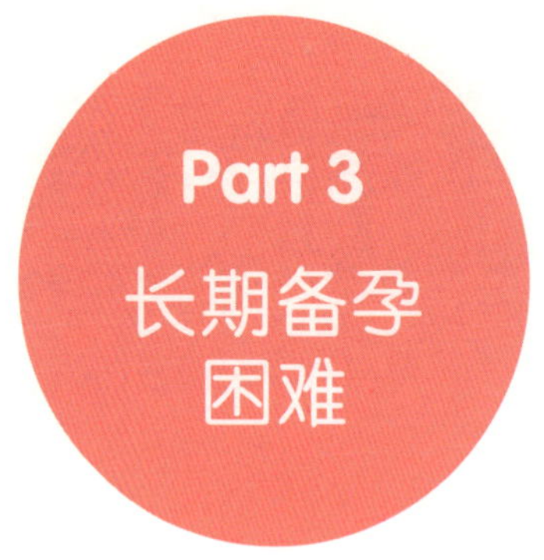

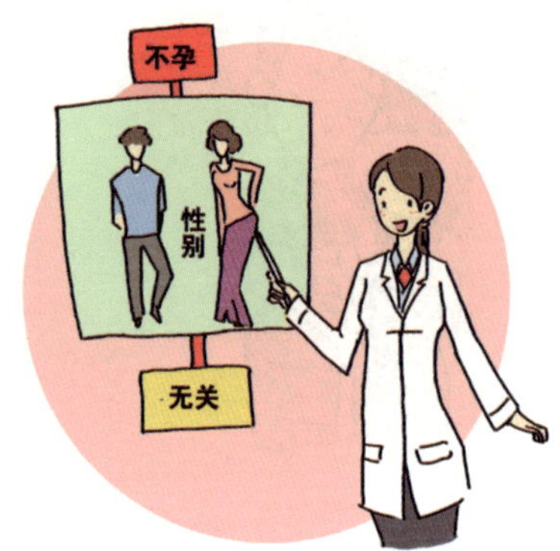

第十章　长期备孕困难原因多

第十一章　长期备孕困难就医

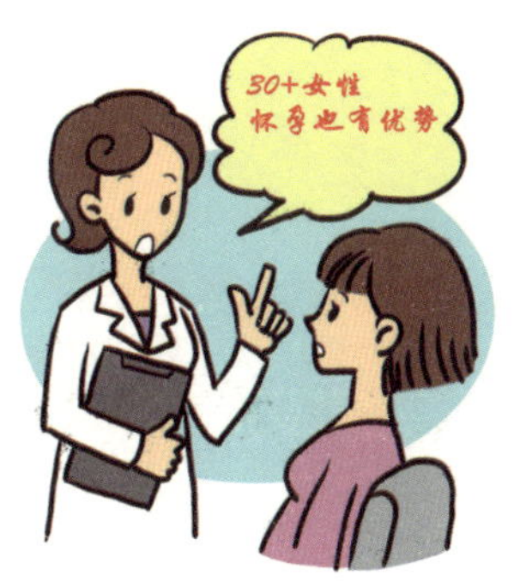

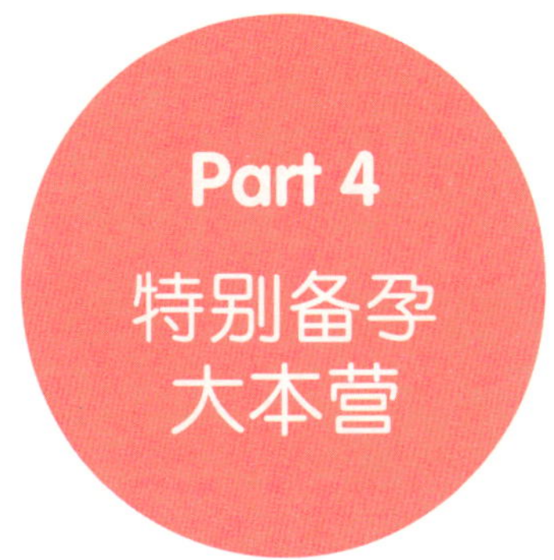

第十二章 备孕二胎

第十三章 30⁺女性备孕

Part 1

备孕前准备

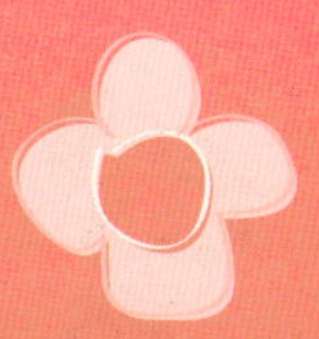

第一章 / 孕前身体检查

第二章 / 避开生活中的不利因素

第三章 / 养护子宫和卵巢，打造高孕力

第四章 / 增加精子活力

第五章 / 运动排毒助孕

第六章 / 安全健康食物助孕

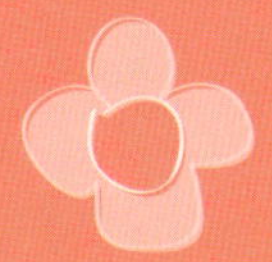

第一章
孕前身体检查

一、天使摇篮，妈妈当先

母亲与新生命是脐带相接、命运相连的共同体，在孕育新生命这项“伟业”上，女性有义不容辞的健康责任。孕前检查可分为自我检查和医院体检两部分，为了给身体一个调整的时间，最好在孕前十个月到一年的时间里进行。

自我检查

自查是否存在可能影响怀孕的因素，包括月经规律与否、白带有无异常、是否有既往病史、家族遗传疾病、自身疾病（如糖尿病、高血压、甲状腺疾病、自身免疫系统疾病等）等。

检测月经状况

● 持续时间

正常是3~7天，若每次月经持续时间长于一周，需排查有无子宫异常、子宫肌瘤或者无排卵。

● 行经突然有痛感

35岁后如果出现痛经程度突然加剧的情况，就要检查是否有子宫内膜异位症或子宫肌瘤等病状。

● 周期

正常成年女性的月经生理周期是 28 天左右。

特殊的月经情况：

频发性月经。如果月经生理周期少于 21 天，就有可能是医学上所说的“频发性月经”。

稀发性月经。如果月经生理周期多于 28 天，甚至多次超过 40 天，有“稀发性月经”的可能。

这两种情况下，需要检查是否存在激素分泌异常或者无排卵的状况。

● 经血量

正常成年女子的月经总量，每次一般是 20 ~ 60 毫升。

经血量太多或太少都要注意：

超过 80 毫升为月经过多，则要去医院排除子宫肌瘤的可能性。另外，子宫腺肌症、排卵性月经失调、放置宫内节育器等，这些情况都有可能导致月经量增多。

如果月经量过少、色黑，则提示女性有可能会有子宫内膜异常、损伤等疾病，需要对症治疗。

观察白带状况

白带是阴道黏膜渗出液、宫颈和子宫分泌液的混合物，能抑制阴道内各类致病菌的生长，并使阴道保持润滑和弹性；而在排卵期，白带能帮助精子穿过宫颈内口，进入子宫与卵子结合成受精卵。如果我们的生殖系统出现问题，白带的量、色、质地、气味等方面都会发生改变，所以白带是一扇“健康观察窗”。

正常白带

正常情况下，白带的质与量随月经周期而改变。

月经结束后，白带量少、色白、呈糊状。

月经周期的中期，卵巢即将排卵，会出现较多透明的、有黏性的、似蛋清样的无味分泌物。

排卵后，分泌物减少，但变得较稠。

月经临来之前，分泌物可能再次增加，同时变得略黄，且可能略带淡淡的腥味。

异常白带

①颜色异常，如灰白或灰黄色泡沫状白带。②有酸臭味等异常气味。③有外阴瘙痒、烧灼样疼痛感等。

异常白带往往预示着身体可能存在子宫、卵巢功能失常或阴道、宫颈疾病。

慢性宫颈炎症状：白带量多，色淡黄，呈脓状，偶尔可能混有少量血丝。

阴道炎症状：白带多，呈稀薄泡沫状或白色稠厚豆渣样。

以往用药对怀孕有影响

① 正在服用避孕药，或者曾服用过长效避孕药的。

② 正在服用美白、纤体等美容类药品，及其他营养品的。

③ 正在使用一些抗生素类药品针剂的。

④ 正在服用抗抑郁药品的。

⑤ 夫妻一方经常接触农药的。

⑥ 已接种免疫疫苗的。因为一些免疫疫苗，如黄热病疫苗，在接种 3 个月内是不宜怀孕的。

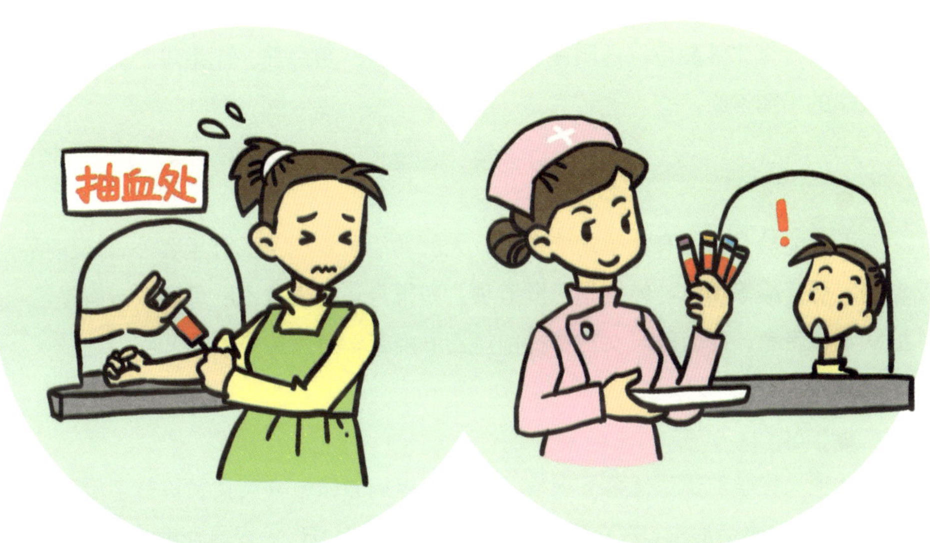

孕前医检

我国的孕检技术已经很成熟，该检查在妇产医院或妇幼保健院都可以做。孕前检查一般建议在孕前 3~6 个月开始，夫妻双方都应该做。女方的孕前检查最好是在月经结束后 3~7 天内进行。注意：检查前最好不要同房。

针对女性的孕前医检项目

● 血常规

检查项目包括血小板、白细胞等。这项检查能够及早发现贫血等血液系统疾病，还可测得红细胞的大小（MCV），有助于发现地中海贫血基因携带者。

● 尿常规

此项检查尿液颜色、透明度、酸碱度、管型、蛋白质、比重等，有助于肾脏疾病的早期诊断。

● 肝功能

肝功能检查目前有大小功能两种，大肝功能检查除了乙肝全套外，还包括血糖、胆汁酸等项目。特别是乙肝五项，如果身边有人是乙肝患者，或者是乙肝病毒携带者，那么备孕女性要提前打乙肝疫苗，避免传染给胎儿。

● TORCH 全套

此项又称孕前优生优育五项检查，由一组病原微生物英文名称首字母组合而成。“T” 代表弓形虫，“O” 代表其他的感染因素，“R” 代表风疹病毒，“C” 代表巨细胞病毒，“H” 代表单纯疱疹病毒。这五种病毒可通过胎盘传给胎儿，严重影响胎儿发育，会引起早产、流产、死胎及各种先天性畸形。TORCH 检查能提前发现病毒感染，对预防新生儿的出生缺陷意义重大，备孕女性一定要重视此项检查。

家里有猫、狗等宠物的备孕女性，这项检查必须做。因为弓形虫是宠物携带的病毒，其中猫又最可能成为弓形虫的传染源。若接触到感染弓形虫宠物的唾液、粪便，就有被感染的危险。因此，至少应在孕前 3 个月就远离宠物，并做 TORCH 检查。确认感染了弓形虫的女性，应该治愈后再考虑怀孕。

●口腔检查

牙病不仅影响孕妇的健康，严重的还会导致胎儿发育畸形，甚至流产或早产。如果牙齿没有其他的问题，只需要在怀孕之前洁牙就可以了；但如果牙齿损坏严重，就必须尽早治疗。由于牙齿疾病的治疗和用药大多对胎儿不利，所以治疗牙齿疾病宜在孕前 6 个月。

●妇科内分泌

内分泌激素的正常范围值以及与怀孕的关系可见第三章。

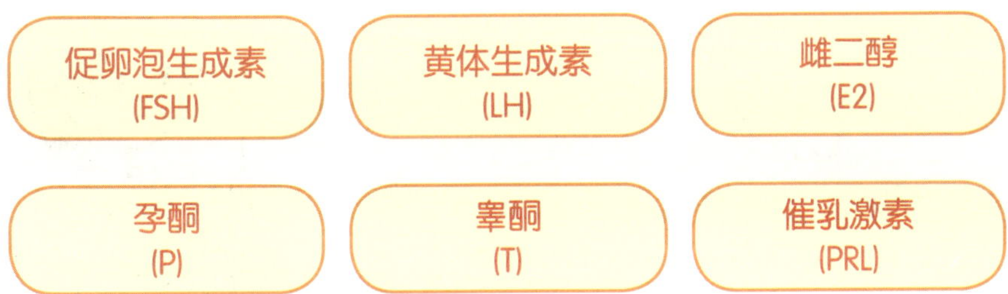

备孕时月经不调者要特别注意这 6 项检查。

● ABO 溶血

包括血型和 ABO 溶血滴度。女性血型为 O 型，丈夫为 A 型、B 型血的夫妻要特别注意。

●染色体异常

有遗传病家族史的育龄夫妇一定要特别注意这一项。

●生殖系统

通过白带常规筛查霉菌、滴虫、支原体衣原体感染、阴道炎症，以及梅毒、淋病等性传播疾病。

孕前免疫接种

女性怀孕后如果感染上疾病，容易传染给胎儿，影响胎儿发育，甚至会出现导致胎儿畸形的严重后果。

备孕时必须进行免疫接种。这样能在一定程度上预防一些孕期传染疾病，减少病毒感染的可能性，保证怀孕后母婴双方的健康。

乙肝病毒和风疹病毒会经由母婴垂直传播，所以建议孕前最好注射风疹疫苗和乙肝疫苗。

其他疫苗，如甲肝疫苗、流感疫苗等，备孕时可根据自己的具体情况，咨询医生后再决定是否接种。

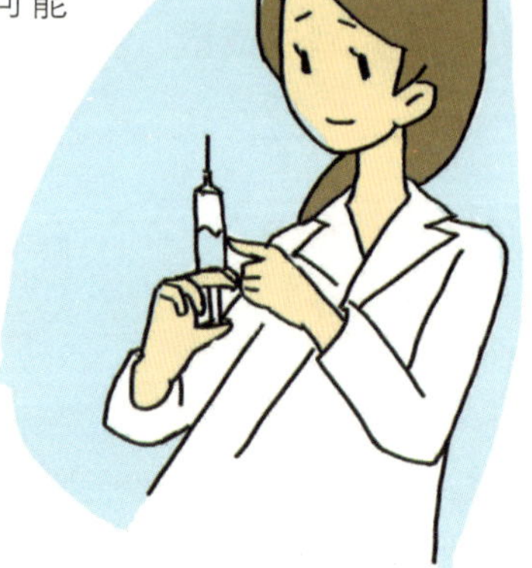

风疹疫苗

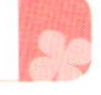

25% 的风疹患者会在孕早期发生先兆流产、流产、胎死宫内等严重情况，也可能导致婴儿出生后先天性畸形或先天性耳聋。所以一旦确定患有急性风疹，一般医生会劝说患者考虑终止怀孕。

防范风疹病毒感染最好的办法是在孕前注射风疹疫苗，有效保护率可以达到 98%，而且能够使接种者终身免疫。

专家解说 Expert interpretation

免疫性抗体 IgM 测定

风疹疫苗至少要在孕前 3 个月注射，如果怀孕前没有接种疫苗，又或者怀疑感染了风疹病毒的孕妇，应当尽快到医院做免疫性抗体 IgM 测定。

乙肝疫苗

母婴传播是乙型肝炎传播的重要途径之一。 注射乙肝疫苗的重要性：①乙肝病毒能够通过胎盘屏障，直接感染胎儿。②乙肝病毒还可能导致胎儿发育畸形。妈妈患有乙型肝炎，婴儿一出生就成为乙肝病毒携带者的概率高达 85%~90%。其中，25% 的婴儿在成年后会转为肝硬化或者肝癌患者。所以，为了使婴儿免遭乙肝病毒侵害，孕前一定要注射乙肝疫苗。

乙肝疫苗的免疫率可以达到 95% 以上，有效期 5~9 年。

专家解说 Expert interpretation

乙肝疫苗注射时间

乙肝疫苗的注射是按照 0、1、6 的程序分三次注射，即从第一针算起，在此后 1 个月时注射第二针，在 6 个月时注射第三针。所以一般建议在孕前 9 个月开始注射乙肝疫苗。在打完第三针后，还是不能产生抗体，或者产生抗体的数量很少的话，就需要进行加强注射。所以，注射乙肝疫苗的时间提前到孕前 11 个月会更好。

甲肝疫苗

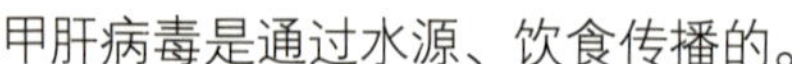

甲肝病毒是通过水源、饮食传播的。

妊娠期内分泌的改变和营养需求量的增加，会增加肝脏负担，使其抵抗病毒的能力减弱，因此孕妇极易被感染。所以，经常出差或经常在外面就餐的女性，应该在孕前注射甲肝疫苗。

接种甲肝疫苗后 8 周左右就可产生很强的抗体，获得良好的免疫力。甲肝疫苗至少要在孕前 3 个月注射，接种疫苗 3 年后可进行加强注射。

流感疫苗

流感疫苗属短效疫苗，抗病时间只能维持 1 年左右，而且只能预防几种流感病毒，备孕女性可以根据自己身体的具体状况自行选择。

北方地区每年的 10 月底到 11 月初，南方地区每年的 11 月底到 12 月初，都是注射流感疫苗的最佳时间。

如果注射了流感疫苗，女性应该在 3 个月以后再备孕。

水痘疫苗

如果怀孕早期感染水痘，可能会导致胎儿患上先天性水痘或新生儿水痘；如果怀孕晚期感染水痘，则有可能导致孕妇患上严重肺炎，甚至危及生命。

接种水痘－带状疱疹病毒疫苗，可在孕期有效预防感染水痘。水痘疫苗的抗病期可以达到 10 年以上。

水痘治疗没有特效药，应以预防感染为主，所以怀孕前后要避免接触水痘患者。备孕女性应当在怀孕前的 3~6 个月接种水痘疫苗。

专家解说 Expert interpretation

接种疫苗的注意事项

切忌自行决定接种疫苗。

不是所有的预防接种疫苗都是安全的，如麻疹和腮腺炎等病毒性减毒活疫苗、口服脊髓灰质炎疫苗以及百日咳疫苗，备孕女性都应当禁用。

有流产史的备孕女性，为安全起见，不要接种任何疫苗。

备孕女性如果有接种疫苗的需求，应该向医生说明自己的情况，包括既往和目前的健康情况和过敏史等，让医生决定究竟该不该注射。

应了解疫苗在接种多久后怀孕才安全。一定要避免疫苗对胎儿产生不良影响。

二、遗传疾病咨询

遗传病这个隐形的杀手悄悄地藏在了基因的某个角落，伺机向下一代伸出魔爪。

父母身上所携带的哮喘、心脏病、皮肤病、糖尿病，甚至耳朵发炎、鼻炎这种小病的基因，都容易成为影响胎儿健康发育的罪魁祸首。至于像地中海贫血病、血友病、苯丙酮尿症等这些严重的家族遗传性疾病，不但会影响孩子一生的幸福，将来还可能成为家庭的负担。

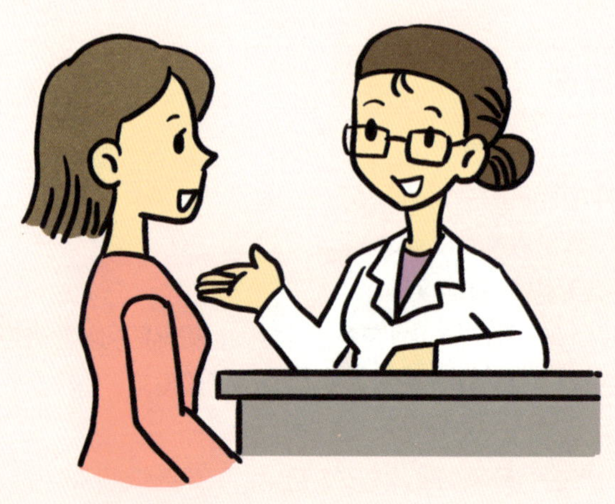

如果备孕时做好遗传病咨询和筛查，就能及时确定遗传疾病的患者和携带者，可预测和控制后代患病风险，从而实现优生优育、预防出生缺陷的育儿目的。

遗传解码

外形遗传

●肤色

遵循“相貌相乘再平均”的自然法则。父母白，宝宝也不会黑；但有时也可能隔代遗传，祖辈肤色也会对宝宝有影响。

●眼睛

孩子的眼形、大小遗传自父母。

大眼睛相对小眼睛是显性遗传。夫妻只要一人是大眼睛，孩子遗传大眼睛的可能性就更大。

双眼皮是显性遗传，夫妻一方是单眼皮，一方是双眼皮，宝宝极可能是双眼皮。

长睫毛是显性遗传，只要父母一方有长睫毛，宝宝就极有可能会拥有又长又密的睫毛。

●鼻子

只要父母一方中有高挺的鼻梁，孩子就可能有高挺的鼻梁。因为大鼻子、高鼻梁和宽鼻孔都是显性遗传。

●耳朵

相对于小耳朵，大耳朵是显性遗传，只要父母一方有大耳朵，宝宝极可能就是大耳朵。

●秃头

只会传给男孩。父亲秃头，男孩有 50% 的可能也会秃头；而且如果外祖父秃头，也会将 25% 的秃头概率留给外孙。

●肥胖

如果父母有一方肥胖，那么孩子日后有 40% 的可能也会拥有丰腴的身材。可见，体形有一半以上的概率是可以人为控制的。

● 声音

通常男孩的声音大小、高低像父亲，女孩像母亲。但声音条件不优越的人多数可通过后天发音训练改善。

●身高

青春期生长发育高潮开始时间的遗传率为 75%，生长发育高潮期持续时间的遗传率为 63%。在营养良好的情况下，孩子的生长发育主要受遗传的影响。

●左撇子

父母都是左撇子，子女左撇子的概率是 50%。

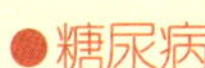

疾病遗传

●糖尿病

糖尿病的遗传概率为 1/17，Ⅱ型糖尿病比Ⅰ型的遗传率更高。

●心脏病

父母如果患有心脏病，其子女患心脏病的概率是父母没有心脏病的孩子的 5 ~ 7 倍。

●高血压、高血脂

如果父母双方都患有高血压或高血脂，其子女患病概率将高达 75%。

●高度近视

父母均为高度近视时，孩子近视的概率更大。

●鼻炎

过敏性鼻炎、慢性鼻炎和慢性鼻窦炎都会家族遗传。

●精神疾病

父母一方患精神分裂症，其子女发病率为 15% 左右；父母双方都患精神分裂症，则子女发病概率增加到 40% 左右。

●哮喘

如果父母都患有哮喘，其子女患哮喘的概率可高达60%；如果父母中有一人患有哮喘，子女患哮喘的概率为20%；如果父母都没有哮喘，子女患哮喘的概率只有6%左右。

●抑郁症

抑郁症患者的亲属中患抑郁症的概率约为普通人的10～30倍，而且血缘关系越近，患病概率越高。

附录表

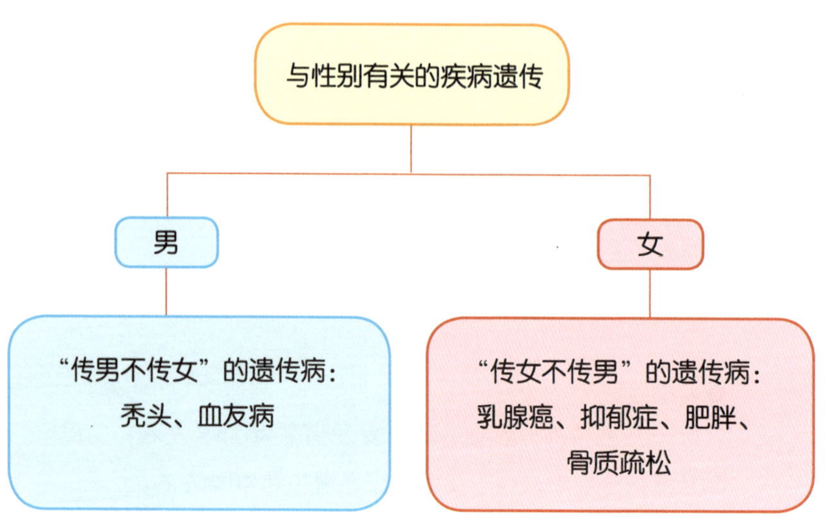

血型遗传

父母血型	子女可能有的血型	子女不可能有的血型
A×B	A、B、AB、O	无
A×A	A、O	AB、B
A×AB	A、B、AB	O
A×O	A、O	B、AB
B×B	B、O	A、AB
B×AB	A、B、AB	O
B×O	B、O	A、AB
AB×AB	A、B、AB	O
AB×O	A、B	AB、O
O×O	O	A、B、AB

智力遗传

聪明妈妈很有可能生出聪明孩子。澳大利亚科学家的研究结果表明，母亲的X染色体基因决定着孩子大脑皮质的发育程度，而父亲的基因则对塑造后代情感和性格的影响力更大一些。因此，母亲的智力在遗传因素中占有更重要的地位。

据相关数据显示，父亲智力低下而母亲智力正常，子女出现智力低下的概率小于10%；如果母亲智力低下，父亲智力正常，则下一代出现智力低下的概率大于10%。

应进行遗传病咨询的高风险人群

① 夫妇一方患有哮喘或者过敏症的。

② 夫妇一方有心脏病史的。

③ 夫妇一方患有高血压或者高血脂的。

④ 夫妇一方有遗传病家族史或先天畸形的。

⑤ 夫妇一方接触过放射线、有害化学物质的。

⑥ 夫妇一方常规检查或常见遗传病筛查发现异常的。

⑦ 夫妇婚后多年不育的。

⑧ 妻子曾经生育过遗传病患儿或畸形儿的。

⑨ 妻子曾经和过多异性有过性交史且没有采取安全措施的。

⑩ 妻子曾经有习惯性流产史或死胎、死产的。

⑪ 妻子年龄在 35 岁以上的。

专家解说 Expert interpretation

为避免遗传疾病“代代相传”，备孕双方必须公开自己的身体状况，毫无保留地与医生坦诚相对，通过遗传病咨询明确诊断是否存在遗传性疾病，并评估遗传风险和预测孩子遗传性疾病再发的概率，在此基础上才好根据个人意愿选择适合的医学处理方案。

三、男性体检，高效助孕

尿常规检查

男性泌尿生殖系统的疾病对下一代的健康影响极大，包括隐睾、睾丸疼痛肿胀、鞘膜积液、斜疝等疾病。

备孕时进行尿常规检查能帮助筛查泌尿系统疾病，从而及时治疗。

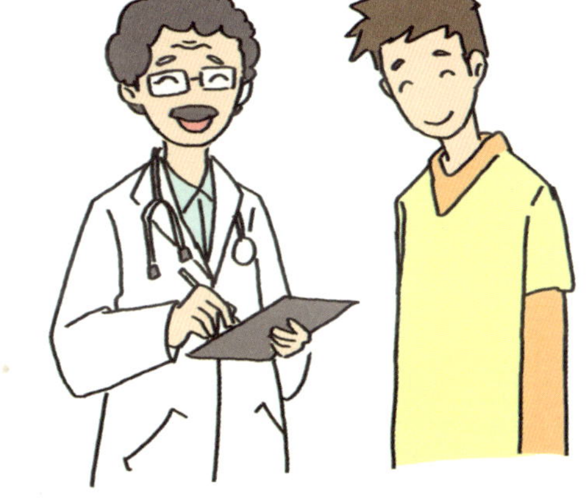

传染病检查

传染病检查主要是检查有没有肝炎、梅毒、艾滋病等传染病，以避免流产或胎儿先天缺陷。

精液检查

检查精液主要是为了检查精子质量，项目包括精液量、精液颜色、精液黏稠度、精液 pH 值、液化情况、精子密度、活动力、形态等。

注意：为了保证检查结果的准确，检查前一周应避免同房。

	检查项目	检查说明
一般检查	精液量	精液量与排精频率和次数有关。 正常情况下，一次排精 2 ~ 6 毫升，少于 1 毫升 / 次为精液量过少，多于 6 毫升 / 次为精液量过多。 精液量过多或过少都是不利于生育的。
	精液的颜色和透明度	正常精液刚射出时呈乳白色或灰白色。 久未排精的精液一般呈淡黄色。液化后呈半透明的乳白色。注意：如精液出现鲜红色、暗红色或脓样黄色，则可能患有影响怀孕的疾病。
	黏稠度和液化情况	正常新鲜的精液排出后数秒是黏稠胶冻状，在精液中纤溶酶的作用下 30 分钟后开始液化。 如果精液黏稠且不能液化，会影响精子活动力而令女方难以受孕。
	酸碱度（pH 值）	正常精液呈弱碱性，pH7.2 ~ 8.0，有利于中和偏酸性的阴道分泌物，确保精子的活力和代谢。 pH<7 则偏酸性，pH>8 则偏碱性，均会削弱精子活力，影响受孕。

	检查项目	检查说明
显微镜检查（一）	精子密度和存活率	精子密度是指每毫升精液中含有的精子数量。正常精液中精子数量应大于 2000 万个 / 毫升，如小于 2000 万个 / 毫升属于少精症，会影响生育。 正常情况下，排精 30 ~ 60 分钟后，精子存活率应为 80% ~ 90%，1 小时后精子存活率应不小于 60%。
	精子活动力	活动力强的精子才能穿透宫颈黏液，进入输卵管与卵细胞结合。精子活力分级见第四章。

	检查项目	检查说明
显微镜检查（二）	精子计数	正常人精子计数为（50 ~ 100）$\times 10^9$ 个 / 升。一次射精的精子总数为 40 $\times 10^6$ 个 / 升以上。若精子计数少于 20 $\times 10^9$ 个 / 升，称为少精子症。
	精子形态	正常的精子形态是，头部呈卵圆形，长 4.0 ~ 5.5 毫米，宽 2.5 ~3.5 毫米。 顶体占整个头部的 40%~70%，且没有颈部、中段或尾部的异常。 正常精液中，异常形态精子应少于 10% ~ 15%，如果精液中异常形态精子比例大于 20%，将会导致不育。

专家诊室

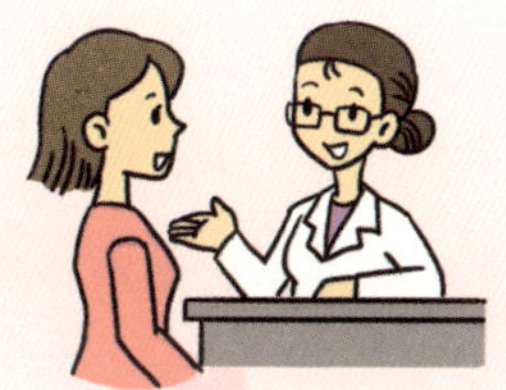

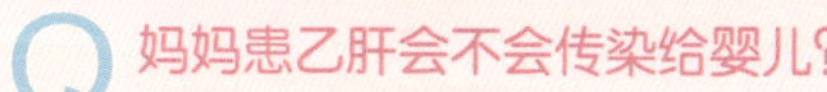

Q 妈妈患乙肝会不会传染给婴儿?

A：根据统计，母亲小三阳，40%的新生儿会患乙肝；母亲大三阳，90%~95%的新生儿会患乙肝。当然，现代医学也可成功阻断母婴传播。一种简单的方法就是剖宫产、不哺乳，给产后新生儿注射乙肝疫苗，按 0、1、6 的程序接种乙肝疫苗 30 毫克各一次，预防成功率可达 70%。也可以采用复合法预防：乙肝孕妇妊娠第 7、8、9 月时，每月注射乙肝免疫球蛋白 200 单位；新生儿娩出后，在大腿外侧注射乙肝免疫球蛋白 100 单位，20 天之后再注射 100 单位，然后按 1、2、7 的程序分别接种乙肝疫苗 30 毫克、10 毫克、10 毫克，预防成功率可达 95% 以上。

第二章 避开生活中的不利因素

一、备孕期间，理性防辐

自然界的一些辐射是人体必需的，如太阳辐射。然而在我们日常生活中，很多的辐射却是有害的。

孕期前 3 个月是胎儿细胞分裂、器官分化、胚胎发育的关键时期，如果长时间受到高辐射，胎儿很容易畸形。

备孕时注意以下情况：

①避免胸透、CT、X 射线等医疗检查项目。

②从事高危辐射工作的女性最好选择换岗。

③日常生活中的辐射（手机、电脑、无线路由器、打印机等）对人体是否有害尚未有定论，但本着小心为上的原则，备孕夫妻应谨慎对待。

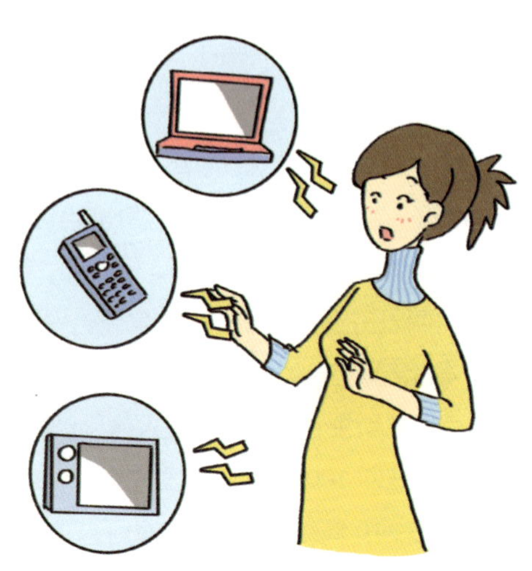

日常生活第一辐射源——微波炉

微波炉的电磁辐射强度是众多家电产品中最大的，如果微波泄漏则危害很大，可能导致孕妇流产、胎儿畸形。

微波炉的选购、使用要特别注意：

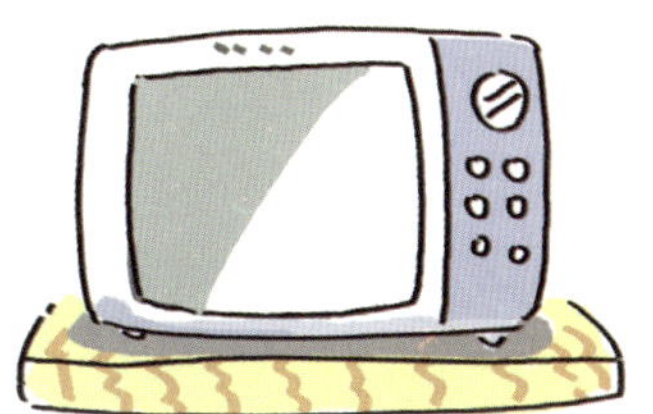

①在购买时，要选择符合国家检测标准 GB4706.1—2005 和 GB4706.21—2008 的产品。

②要正确使用微波炉。

微波炉使用注意事项

- 把微波炉放在通风的地方。并且远离其他电器，避免交叉辐射。
- 保持微波炉完好无损。搬运时，注意不要磕碰微波炉，以免微波泄漏。
- 定期清理微波炉。防止食物残渣、霉菌交叉感染。
- 尽量远离微波炉。开启微波炉后，不要与微波炉待在同一个房间。如果不可避免，至少与它保持 1 米以上的距离，不要用眼睛直视。微波炉停止工作一段时间后，再开启微波炉。
- 注意更新换代。使用 6~7 年后必须淘汰。

电热毯

正确的使用方法：先预热半小时再使用。睡前关闭开关，拔掉电源插头。

电吹风

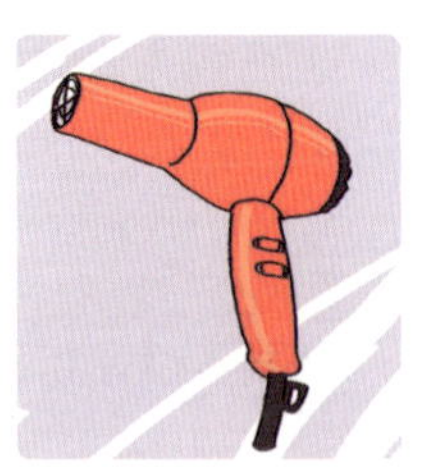

正确的使用方法：等电吹风开启 1 分钟，功率稳定后再使用，风筒距离头发应保持在 20~30 厘米远。用完后关闭，放在卧室外较干燥的地方。

电脑

台式机

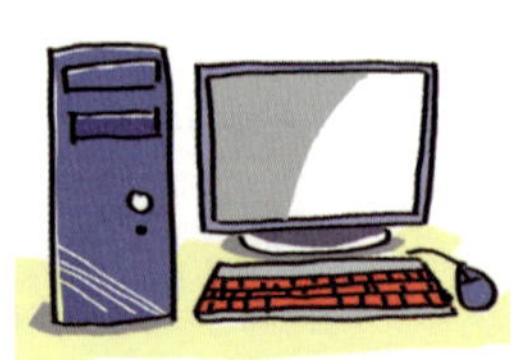

主机不要放在脚边。

主机前可以放一些虎皮兰、仙人掌、绿萝等减少辐射和减轻污染的绿植，这样还有养眼功效。

iPad

iPad 便携、轻巧，让人爱不释手，但长时间使用会使人头晕、呕吐。所以要设定工作时间，让其在 1 个小时左右自动锁屏。

笔记本电脑

笔记本电脑放在膝上、肚子上、腿上是备孕女性的大忌。强烈的辐射会直入子宫。因此，笔记本电脑还是要安置在电脑桌上，并且使用时最好在其下面放置一个散热架，人机皆能受益。

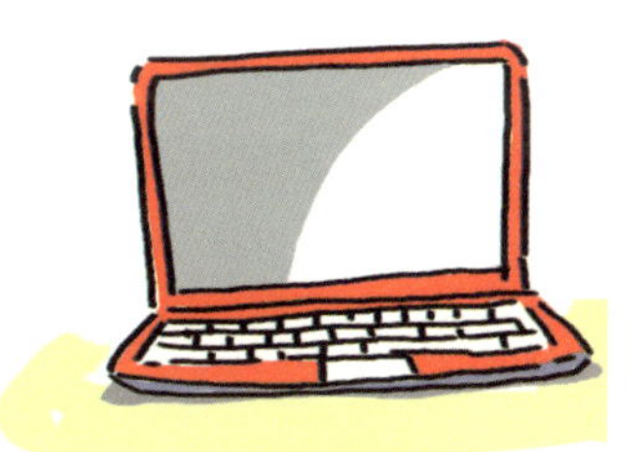

手机

第一，备孕女性最好节制手机的使用。

第二，宜用耳机接打电话。

第三，少煲电话粥。

第四，正在充电的手机别放在离自己比较近的位置。

第五，雷雨天不要接打电话！

复印机、打印机

在办公场合，减少复印机的使用次数；在家中的小型打印机旁，放一包防辐射的木炭灰或咖啡渣。

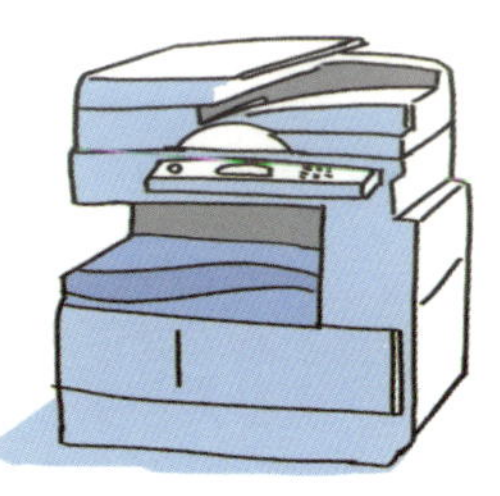

咖啡渣有吸尘的作用，能间接防辐射，煮过咖啡后千万别把残渣丢掉。

二、备孕期间护肤，防化学伤害

部分护肤品中的化学制剂会伤害宫颈、卵巢、血液，备孕期间护肤要遵循以下几个原则，谨防护肤品“明修靓颜，暗度化学伤害”。

采用妆食同源的良方

以日常生活中常见的食材作为护肤品，即所谓“妆食同源”。用鸡蛋清、牛奶、蜂蜜做面膜，用芦荟汁做精华液，涂抹蜂蜜和香油保护唇部……

若对这些祖母级天然配方没有过敏反应，可尝试采用，逐渐用它们代替化学制剂含量较高的护肤品。

关注口红成分，并尽量减少使用

大多数口红中含有羊毛脂，这种物质会吸附空气中对人体有害的重金属微量元素，还可能吸附大肠杆菌。

放下“美白”意识

市场上多数有美白功能的护肤品中都含激素或者铅。

因此，备孕期间要在专业美容医院医生的指导下使用美白产品。

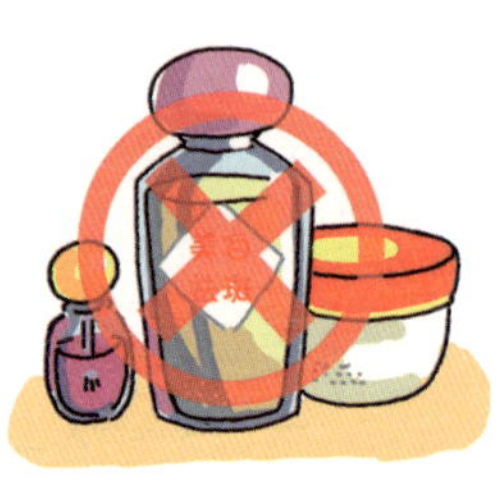

注意护肤品的成分

护肤品科研领域总会成系列地推出不同成分的护肤产品，备孕女性应适当抑制尝试新鲜事物的热情，远离成分不熟悉的护肤品。

例如，藏红花、薏米这些有护肤功效的常见食品，会导致孕妇流产。对于它们所衍生的护肤产品，也要慎重使用。

自制天然养颜护肤面膜

蜂蜜调色面膜

蜂蜜、蛋清和麦片调成糊状，然后敷在脸上，20 分钟后洗净。此面膜有减少色素沉着、改善肤色不匀的功效。

黄瓜增白除皱面膜

黄瓜捣汁，加牛奶、蜂蜜适量，调匀后涂面，20 分钟后洗净。此面膜具有润肤、增白、除皱的作用。

西红柿嫩肤面膜

西红柿压碎榨汁，加入少许蜂蜜，涂于面部，20 分钟后洗净。此面膜可使皮肤白嫩。

苹果祛斑面膜

苹果去皮捣成泥，然后涂于脸部。如果是干性皮肤，可加适量鲜牛奶;如果是油性皮肤，可加点蛋清。15~20 分钟后洗净。此面膜可改善暗疮、雀斑、黑斑等皮肤问题，使皮肤嫩白细滑。

三、备孕期间用药，要防“负效”

有研究表明，许多药物不但会影响精子与卵子的质量，还会影响精卵正常的结合，甚至会导致胎儿畸形，所以备孕时夫妻双方用药都要谨慎。

1 长期服药，孕前须咨询医生

备孕夫妻中如任何一方有长期服药史，一定要提前咨询医生，以确定药物的影响及安全受孕时间。

激素类药物、某些抗生素、止吐药、抗癌药、安眠药等，通常停药 1 个月后受孕才能避免药物成分对卵细胞的影响。

精子的成熟周期大约为 2 个月，会影响男性精子质量的药物，如抗组胺药、抗癌药、吗啡、类固醇、利尿药、壮阳药物等，在孕前 2 个月也尽量不要服用。

如果因身体状况原因确实需要服用的，应咨询医生之后再行决定。

2 慎用减肥药

脂肪与女性生育能力有着莫大关系，而且减肥药中可能存在导致新生儿出生缺陷的成分，所以备孕女性要慎用减肥药。

3 注意禁忌药物

注意一切孕妇禁忌药物。药物标识上有“孕妇禁服”字样的药物，备孕女性要避免服用。

4 慎用壮阳药

壮阳药会影响精子的活性，降低男性的生殖能力，备孕男性应慎用。

5 中成药也须慎用

中成药也需要在医生的指导下服用。

药物的安全性完全取决于你是否用得对，任何对药品功效的宣传都是需要自己细心去甄别的。

特别注意：因为很多中成药都是非处方药，自己去药店就能买到，因此在服药时就更需要谨慎。

6 勿私自用药

备孕女性、男性身体出现任何不适都要去医院，勿因病小而懒得求医，私自买药。生病必须用药时，应在医生的指导下，选择对胎儿无影响或影响最小的药物。感冒、咳嗽等常见疾病，如果程度轻的话可以用一些食疗方法治疗。

7 不要口服长效避孕药

使用口服长效避孕药避孕的女性，最好在停药6个月后再怀孕。

口服长效避孕药吸收代谢时效长，在停药 6 个月后其药物成分才能完全排出体外，在此期间怀孕会对胎儿有不良影响，建议采用避孕套进行避孕。

四、服装安全，刻不容缓

对于备孕女性而言，穿着的衣物对子宫的保暖、阴道的卫生、卵巢的健康都有很大影响。尤其贴身的内衣对其影响更大。

- 穿衣要注意保暖。卵巢排卵对温度十分敏感，露脐、露腰的衣服不适合备孕期间穿着。

- 保持衣物干燥。潮湿雨季要注意保持衣物干燥，以免患霉菌性阴道炎。

- 注意新衣物的清洗。新衣服要洗过再穿，以防甲醛等化学物质残留。

- 舒适为主。内衣以棉质、原色、吸汗透气、舒适为选择标准。

- 勤洗衣物。衣物要勤洗，洗后要在太阳下晾晒，因为阳光里的紫外线是最好的杀菌剂。

- 保证衣物质量。选择正规厂家生产的衣服，以免化学及有害物质残留超标，影响健康。

注意：内衣颜色越简单，化学染色剂越少，穿起来越安全健康；不建议穿不透气且色彩鲜艳的、有化纤蕾丝装饰的内衣。

五、避免去“危险地带”

备孕期间，夫妻双方都应尽可能避开下面这些可能危害卵子、精子质量的地方。

- 高压线密集的地区：辐射强度大。
- 畜禽较多的地区：细菌、病毒多。
- 高危作业地区：建筑工地、厂房、垃圾填埋场……这些地方可能有辐射和化学污染。
- 人口密集的闹市：容易感染病毒。
- 医院传染科：传染病高发区。

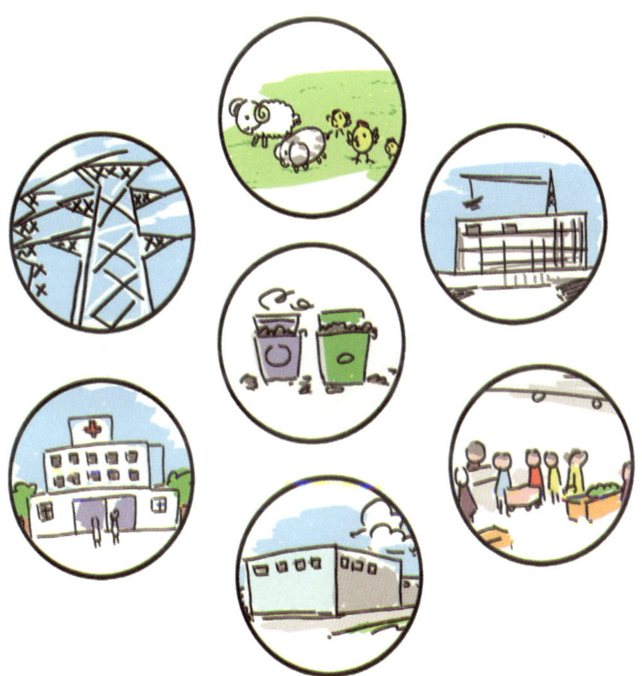

六、避开高龄危害

现在女性晚婚晚育的越来越多，如果超过 35 岁才怀孕，那就是高龄妇了，这对妈妈和宝宝都有不容忽视的风险。

高龄对妈妈和宝宝的影响

第一，增加流产率。

据统计，高龄孕妇流产率高达 31%，比适龄孕妇流产率高了将近 3 倍。

第二，易患妊娠并发症。

①高龄孕妇较年轻孕妇更易发生妊娠并发症（如妊娠高血压综合征、妊娠期糖尿病等）。

②分娩时由于软产道弹性下降，产后子宫收缩能力差。

③产后大出血和难产率，高龄孕妇也明显高于非高龄孕妇。

④生产过程中需要进行剖宫产、钳产等助产的比例，高龄孕妇也比非高龄孕妇高 20% 以上。

第三，畸形儿发生率较高。

随着女性年龄的增长，卵子受到外界噪音、废气、微波辐射等的不良影响逐渐增大，所以高龄孕妇产下畸形儿的概率也比较高。

以唐氏综合征为例：

25~34 岁的孕妇中发生率是 1/800。

35~39 岁是 1/250。

40~44 岁上升到 1/100。

超过 45 岁的孕妇，可能就高达 1/40~1/50。

基于以上这些“高龄”的诸多危险，几乎所有的医学专家都建议，女性宜在 23~29 岁生育孩子，这是最佳的生育年龄。

在此特别提醒备孕女性一定要注意年龄的影响，怀孕尽量别超过 35 岁。

高龄对爸爸和胎儿的影响

1

随着年龄的增长，男性精子受不良环境影响的概率也会增长，发生遗传异常的概率和染色体异常的危险会增加，这些异常因素会导致胎儿自然流产。

2

据欧洲一项新的研究显示：同是25岁的女性，怀孕时丈夫年龄超过35岁的，流产率是丈夫年龄小于35岁的2倍。

3

年龄偏大的男性的精子发生遗传异常的概率远高于年轻男子。

所以，年龄的影响，备孕时不仅妈妈们要重视，爸爸们也不能忽视。

专家诊室

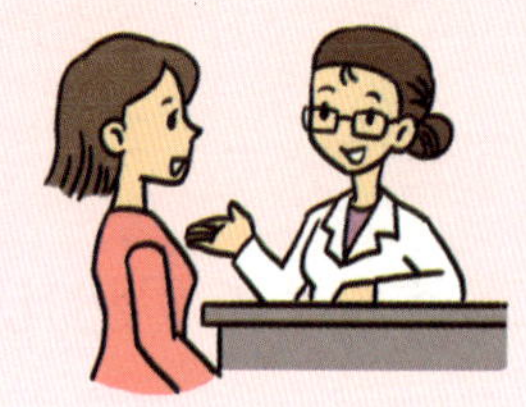

Q 我一直在服用避孕药，停服多久可以备孕?

A: 这要看平常服用的是什么避孕药,不同的药备孕的时间也不一样。像紧急避孕药，停药之后第二个月就可以备孕了；像妈富隆这样的长效避孕药,它其实是有调经作用的,停药 4 个月以后会出现排卵,就可以备孕了。

Q 我一直在用阴道洗液，突然听说用这个东西不好，真的吗?我该怎么办?

A:女性的阴道是向下的，阴道分泌物——白带会把阴道细菌给杀灭掉，所以阴道是有自洁作用的，根本就不需要特别清洗。

除非医生建议，不要自行冲洗阴道，否则容易因逆行压力过大导致逆行感染。只有患有阴道炎症的患者，医生才会让她进行阴道冲洗，这是一种治疗手段。

不要把阴道洗液作为日常的清洁护理用品，否则会破坏阴道的正常菌群和酸碱度，形成不利阴道的内环境，造成阴道的炎症。如果没有什么异常情况，平常用清水洗洗就可以了。

避免生活中的伤害

现在我们的社会以瘦为美，很多小姑娘铆足了劲儿减肥，不吃饭，净饿着，就为了美。但这样不顾一切地减肥真的就是“美”吗？

前一阵子，我看了一个病人，很年轻，刚二十出头，大学还没毕业。为什么来医院呢？因为减肥减得闭经了。不吃饭加上高强度运动，很高的个儿，瘦得风能吹倒，而且精神也不大好，很萎靡。刚来月经的时候经期很正常，量也不错，但减肥后渐渐地两三个月来一次，现在都半年不来了。

现在我给她调经，但是效果不好，吃药就来，不吃药就不来。这对卵巢的伤害是非常大的，而且伤害还是不可逆的。可以想见，她未来的生育，一定还会遇到困难。

有的时候你的主观意愿是好的，但结果却是难以承受的。

我还有一个病人就是这样。一个二十多岁的年轻姑娘，也是月经不调。为什么会出现这种情况呢？因为一些不良商家的过度宣传。

现在有很多的女子养生会所，里面就有一些所谓的卵巢保养、子宫保养的项目。她对养生还是蛮注意的，就在一个会所里面选择了这样的项目。

一些简单的按摩确实能消除疲劳。但是这个姑娘肚子不舒服的时候，会所里的人竟然给她做烤电，做理疗！每次做的时候，确实能缓解姑娘的肚子疼，所以姑娘一不舒服就去烤电，好多次以后，慢慢就月经不调了。这也是必然的结果。卵巢是不宜过热的，怎么能烤电呢？

真希望年轻的女孩子对自己的身体多一些珍惜，对社会上形形色色的养生多一些辨别，不要为了赶时髦而做出伤害自己的事情来。

第三章
养护子宫和卵巢，打造高孕力

一、卵巢是生命之源，子宫是生命的摇篮

卵巢对怀孕的影响

无排卵就无法受孕。卵巢是孕育卵子的地方，关系着能否怀孕。卵巢功能不佳，会直接影响新生命的孕育。

①据统计，“卵巢功能不全不孕”占女性不孕原因的 30%~40%。

②多囊卵巢综合征、卵巢囊肿、卵巢癌、慢性卵巢炎等疾病因素会影响怀孕。

③女性的年龄超过 35 岁、肥胖、生活习惯不良、心理压力过大等因素会抑制卵巢功能。

卵巢功能自我评估

女性有两个卵巢，左右各一个，分别位于子宫两侧。卵巢的大小和形状，因年龄不同而异。即使同一个人，左右卵巢也并不一致，一般左侧大于右侧。

●卵巢的有两个主要功能

卵巢是女性重要的内分泌腺体之一，其主要功能：

①产生卵子，然后排卵。

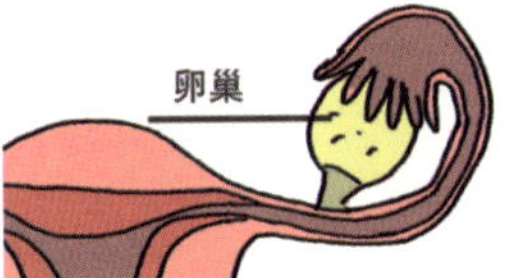

②分泌女性激素，在怀孕早期形成黄体，维持胚胎稳定。

●卵巢功能的评估方法

医学检查：经期B超、月经第3天的性激素检查等。

身体表现自我感知：比如排卵正常的女性，一般月经周期规律，月经期中有些许乳房肿胀、下腹疼痛等不适症状。

卵巢功能自评表

表现	程度
月经不调：基本分4分	无（0分）；偶尔（1分）； 经常，量少或量多，经期缩短或延长（2分）；闭经（3分）
失眠：基本分2分	无（0分）；偶尔（1分）；经常，服安眠药有效（2分）； 影响工作、生活（3分）

表现	程度
易激动：基本分 2 分	无（0 分）；偶尔（1 分）；经常，能克制（2 分）；经常，不能克制（3 分）
感觉障碍：基本分 2 分	无（0 分）；身体会因天气变化有酸、疼感觉（1 分）；平时身体经常感觉发冷、发热、痛、麻木（2 分）；身体感觉不到冷热变化（3 分）
皮肤改变：基本分 2 分	无（0 分）；失去光泽，皮肤干燥（1 分）；有色斑、皱纹（2 分）；皮肤干瘪，有黄褐斑（3 分）
潮热出汗：基本分 4 分	无（0 分）；＜3 次 / 日（1 分）；3~9 次 / 日（2 分）；≥ 10 次 / 日（3 分）
抑郁及疑心：基本分 1 分	无（0 分）；偶尔（1 分）；经常，能控制（2 分）；失去生活信念（3 分）
眩晕：基本分 1 分	无（0 分）；偶尔（1 分）；经常，不影响生活（2 分）；影响日常生活（3 分）
疲乏：基本分 1 分	无（0 分）；偶尔（1 分）；上四楼困难（2 分）；日常活动受限（3 分）
骨关节痛：基本分 1 分	无（0 分）；偶尔（1 分）；经常，不影响功能（2 分）；功能障碍（3 分）

表现	程度
头痛：基本分 1 分	无（0 分）；偶尔（1 分）；经常，能忍受（2 分）；需要治疗（3 分）
心悸：基本分 1 分	无（0 分）；偶尔（1 分）；经常，不影响生活（2 分）；需要治疗（3 分）
皮肤蚁走感：基本分 1 分	无（0 分）；偶尔（1 分）；经常，能忍受（2 分）；需要治疗（3 分）
泌尿系统感染：基本分 2 分	无（0 分）；< 3 次 / 年（1 分）；≥ 3 次 / 年（2 分）；> 1 次 / 月（3 分）
性生活状况：基本分 2 分	无（0 分）；性欲下降（1 分）；性交痛（2 分）；性欲丧失（3 分）

评分计算方法是各症状的基本分与程度评分的乘积之和。

总评分高于 8 分，说明卵巢功能开始衰退；高于 19 分，表明卵巢功能衰退严重；31 分以上，表明卵巢功能衰退的情况非常严重。

例如，假如你偶尔有月经不调、经常失眠、性欲下降的症状，那你的卵巢功能评分为：4×1 ＋ 2×2 ＋ 2×1 ＝ 10 分，表明你的卵巢功能开始衰退。

子宫是孕育新生命的土壤

子宫位于盆腔中部，在膀胱与直肠之间，形状如倒置的梨子。

子宫的功能

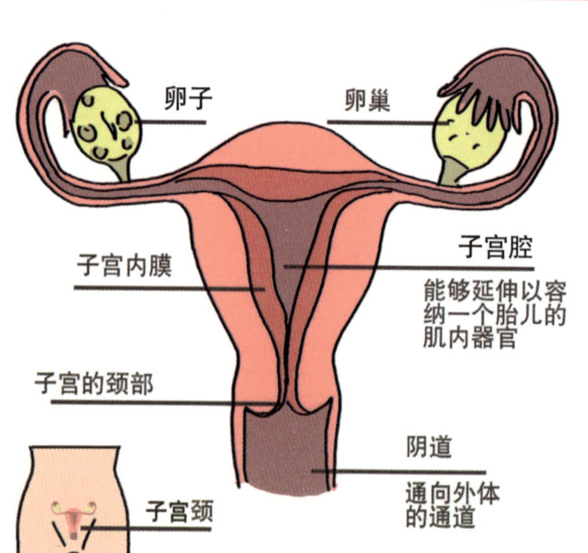

月经功能：是女性新陈代谢的重要组成部分。

生育功能：胎儿在子宫内孕育。

内分泌功能：除为卵巢供血外，还分泌多种激素，维持内分泌平衡。

免疫功能：子宫是全身免疫系统的组成部分。

专家解说 Expert interpretation

子宫的功能

子宫是重要的生育器官，它的主要作用是产生月经、孕育胎儿。随着女性年龄的增长，它的重量及大小都有明显的变化。婴幼儿时，它只有2~3厘米大小。成年后，未孕的子宫约6~8厘米大，50~70克重；而生育后子宫会增至9~10厘米大，重量在80克以上。

子宫有很好的扩张能力，受孕后，随着受精卵的生长和发育，它的容积能扩大6000倍，以容纳胎儿、羊水、胎盘等。

子宫由外到内可分为三层：子宫外膜、子宫肌层、子宫内膜。进入青春期后，子宫内膜以一个月为周期，增生、脱落，形成月经。若卵子、精子结合，并成功着床于子宫内膜，则受精卵将在子宫内生长发育10个月，之后宝宝靠子宫收缩娩出。

子宫在产后会逐渐恢复到正常大小。

月经是生育能力的信号灯

月经是女性新陈代谢的重要组成部分，规律性月经是生殖功能完善的表现，是女性成熟的标志。

正常月经具有周期性。

月经周期：两次月经第一天间隔的时间称为一个月经周期（Menstrual Cycle）。

一个月经周期一般为 21 ～ 35 天，平均 28 天。

经期：每次月经持续的时间叫经期，一般为 2~8 天，平均 4~6 天。

此外，月经还具有促进女性造血和排出体内毒素的作用。

月经是怎么产生的?

月经的产生是由于子宫内膜发生周期性的生长和脱落。

正常妇女在黄体生成素（LH）的作用下每月排卵一次，卵子或由两侧卵巢轮流排出，或由一侧卵巢连续排出。

伴随卵子的发育和成熟，子宫内膜会增殖、变厚且松软，并产生大量的营养物质，以备受精卵着床。

卵子成熟后有两种结果：

①如果卵子没有受精，黄体在排卵后 9~10 天开始退化。随着黄体的衰退，此前增厚的子宫内膜就会剥落，随血液从阴道流出，则月经来潮；之后卵巢中又有新的卵子发育，开始下一个月经周期。

②如果排出的卵子受精并在子宫内膜上着床，黄体就在胚胎滋养层细胞分泌的绒毛膜促性腺激素（HCG）（这个指标在早孕的验血指标中常常会见到）作用下增大，转变为妊娠黄体，维持妊娠，月经就此停止。

月经周期图

月经来潮：未孕，
子宫内膜剥脱。月经停：
怀孕，受精卵着床，胚胎发育。
1 2 3 4 5 6 7 8 9 10 11 12 13 14 15 16 17 18 19 20 21 22 23 24 25 26 27 28
月经周期的平均天数
伴随卵泡发育的
雌激素使子宫内
膜增殖
排卵
卵巢黄体产生雌
激素和孕激素，
使子宫内膜继续
增殖，为受精和
怀孕做好准备

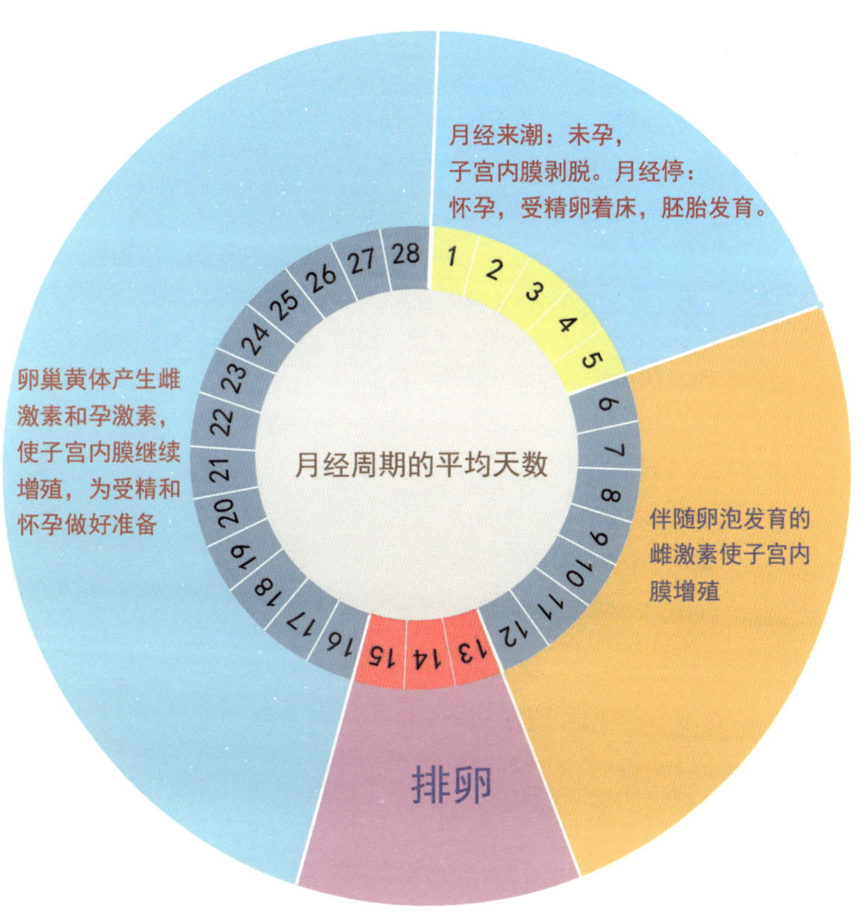

专家解说 Expert interpretation

要怀孕先调经，调经重在肝和肾

月经的情况能反映女性生殖系统的健康状况，可推测卵巢的排卵以及内分泌情况。

中医对调经的看法：

第一，怀孕与月经关系密切，“经不调则无子”。

调经的范围很广，从月经周期的先后到月经量的多少，乃至白带的色、质、量、气味都属于观察范围。

第二，无论是《黄帝内经》还是《傅青主女科》都认为，肾是生殖的关键。只有肾气充盈才能“月事以时下”，才能正常地生育。

第三，中医认为肝脏具有“统血，藏血，运营周身之血”的功能，月经属血，调理月经自然应从肝入手。

二、与孕力有关的内分泌激素

孕酮

孕酮（P）即黄体酮，是由卵巢黄体分泌的一种天然孕激素，是影响女性生育功能的重要激素。

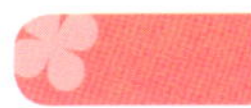

孕酮的作用

①可促进排卵，维持子宫内膜使其增厚，为受精卵着床提供有利条件。

②在受精卵着床后，促进胎盘形成，降低子宫的兴奋性，保持妊娠状态。

血孕酮正常值范围（nmol/L）

时期	卵泡期	黄体期	妊娠早期
正常范围	< 3.2	9.5~89	63.6~95.4

孕酮临床用于先兆性流产、习惯性流产等闭经或闭经原因的反应性诊断等。

孕酮过低的备孕女性，需要在医生指导下进行药物补充，通常有口服和注射两种剂型。此外大豆类食物含天然黄体酮，备孕女性可常吃一些豆制品。

雌激素

在育龄期，雌激素主要由卵巢产生；而在孕期，雌激素主要由卵巢和胎盘产生，少数由肾上腺皮质产生。

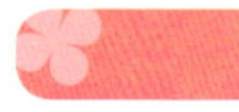

雌激素对人体的影响

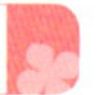

①能促进阴道、子宫、输卵管和卵巢的发育，同时使子宫内膜增殖而产生月经。

②能促使乳头、乳晕颜色变深，并令人产生性欲。

③雌激素水平的高低与月经不调、不规则经血、无月经、不孕症、月经过多、乳腺囊性增生、乳房发育不良等密切相关。

雌激素分为雌酮、雌二醇（E2）及雌三醇。雌二醇（E2）活性最强，对维持女性生殖功能有重要作用。

血 E2 正常值参考（pmol/L）

测定时间	卵泡期	排卵期	黄体期
正常范围	92.0~275.0	734.0~2200.0	367.0~1100.0

在治疗不孕不育时往往需通过测定 E2 值来监测卵巢功能、诊断有无排卵、观察卵泡发育等。

备孕女性要多吃可以补充雌激素的食物，并避免会降低雌激素分泌的生活细节。高龄备孕女性更要注意，因为雌激素的分泌随着年龄的增长会不断减少。

增加雌激素的方法

●饮食中多吃能补充雌激素的食品

如黄豆和豆制品、新鲜蜂王浆、亚麻籽、谷类、葵花子、芝麻、洋葱、葡萄酒、花生酱等食品。

●生活中要注意酒、浓茶、咖啡减量

酒、浓茶、咖啡摄入过多可致雌激素分泌减少，应注意减量。饮食宜清淡，限制食盐的摄入量，每日食盐量在6克以下。

促卵泡生成素(FSH)和黄体生成素(LH)

促卵泡生成素(FSH)：促进卵泡成熟和分泌雌激素。

黄体生成素(LH)：促进卵巢排卵和黄体生成，保证黄体分泌雌激素和孕激素。

二者都属于腺垂体促性腺激素，随月经周期而变化，通过这两种激素的检查可了解排卵情况，并有助于对多囊卵巢的诊断。

血FSH和血LH正常范围（U/L）

测定时期	正常范围	
	FSH	LH
卵泡期、黄体期	1~9	1~12
排卵期	6~26	16~104

睾酮 (T)

睾酮属于高活性的雄性激素，排查多囊卵巢综合征以及卵巢肿瘤等疾病和评价这些疾病的治疗效果时往往需要测定睾酮值。

血睾酮正常范围 (nmol/L)

测定时间	正常范围
卵泡期	< 1.4
排卵期	< 2.1
黄体期	< 1.7

催乳激素 (PRL)

催乳激素 (PRL) 的作用主要是促进乳房发育和泌乳，以及参与对生殖功能的调节。

闭经、不孕和月经失调时测定 PRL 是为了排除高催乳素血症。此外，PRL 值还可作为卵巢功能诊断的依据。

催乳激素 (PRL) 正常范围（mmol/L）

测定时间	正常范围
非妊娠期	< 1.14
妊娠早期	< 3.64

绒毛膜促性腺激素（HCG）

绒毛膜促性腺激素是由胎盘的滋养层细胞分泌的一种糖蛋白。其主要功能是刺激黄体，有利于雌激素和孕酮持续分泌，以促进子宫蜕膜的形成。

不同时期血清 HCG 浓度（U/L）

测定时间	范围
非妊娠妇女	< 3.1
妊娠 7~10 日	> 5.0
妊娠 30 日	> 100
妊娠 40 日	> 2000

本节表格数据来源：人民卫生出版社《妇产科学》第八版

三、子宫、卵巢保养法

爱护子宫

●注意性行为卫生

不洁性行为很容易使女性患上阴道炎、宫颈糜烂、子宫内膜炎等生殖系统的疾病，影响子宫健康。

第一，女性在性生活前后，要养成清洗外阴的好习惯。同时要求性伴侣清洁他的外生殖器。第二，月经期是女性生殖系统免疫力最低的时候，宫颈口又开着，此时同房容易导致感染，引发炎症，因此，月经期一定要避免性生活。

● 如果没有生育计划，做好避孕

反复多次流产，或两次流产间隔时间很短，容易造成子宫损伤，甚至引起子宫内膜炎。

● 避免早婚、早育，更不要过早地尝试性生活

18 岁之前子宫发育尚未成熟，过早开始性生活会刺激子宫，造成不可估计的后患，甚至导致不孕不育。

● 经期前后忌食寒凉食品

螃蟹、田螺、河蚌、西瓜、冰饮等寒凉性食物，易导致瘀气滞血，月经前后宜少吃。

核桃、大枣、桂圆是益气养血食品，女性可以多吃。

● 注意白带信号

平时生活中注意观察白带的颜色和量，如有异常，及早去医院检查和治疗。

● 尽早治疗炎症

如患有宫颈炎、阴道炎等妇科炎症，应积极治疗，以免炎症感染至子宫。

● 保持心情乐观

子宫疾病与雌激素分泌有着不可分割的关系，而情绪会影响激素分泌，保持乐观开朗的心态有利于养护子宫。

中医暖宫，美食同行

中医认为，男子体质属阳，女子属阴。女性的子宫是孕育胎儿的温床，如果子宫冰冷，那么胎儿就无法生长。

中医有“宫寒不孕”的说法，宫寒相当于自然界没了太阳，有机生命体也将不复存在。所以，宫寒会严重影响受孕，备孕时一定要注意暖宫。

中医诊断宫寒体征

触

小腹温度较低。

闻

白带有腥味。

望

经血呈暗黑色。

白带色白、清稀。

面色暗黑或苍白。

舌色暗淡，舌苔白而且水滑。

问

痛经、黄褐斑、性冷淡。

月经延期甚至闭经。

腰膝酸冷、四肢不温。

暖宫食物

枣

一日三枣，终生不老。

核桃

补脑兼补气养血。

花生

早吃花生，贵子早生。

鲍鱼

滋补清热，滋阴养颜，清肝明目，润燥利肠。

生活细节防宫寒

忌吃寒凉食品

① 别吃刚从冰箱里拿出来的食物。

② 冰淇淋等冷饮，只在盛夏季节少量食用。

③ 西瓜、梨、绿豆、海带、苦瓜等寒性食品，不宜多吃，尤其在经期。

④ 先吃热的，后吃凉的。吃凉、热两种食品时，如先吃凉的，凉气会被热气压到子宫，可能使子宫受寒。

不快速瘦身

快速瘦身是以非正常手段排出体内多余的水分和脂肪。在中医看来，身体在短时间内丢失大量的能量物质，寒邪就很容易乘虚而入，攻击子宫。

穿衣不露腰和腹

腰部受凉是引发宫寒或者加重宫寒的一个很重要的因素。

在家里面或办公室里，应该特别注意保持腰和小腹的温暖，尤其是处在空调环境下的女性。

低腰裤、露脐装等不利于腹部和下半身保暖的服装，备孕时最好别穿。

确保恒温

时差引起的温差会导致子宫过分频繁地热胀冷缩，经常出国的备孕女性必须注意，不要频繁往复于温、湿度跨度较大的地区。

经常运动

“动则生阳”，运动可以疏通经脉，调畅气血，改善血液循环，使全身温暖，有助于改善和预防宫寒。

注意脚部、腿部保暖

气温低的天气最好别穿短裙，如果穿的话，要注意保暖，比如穿双加厚的羊毛袜，以防寒从脚下生。

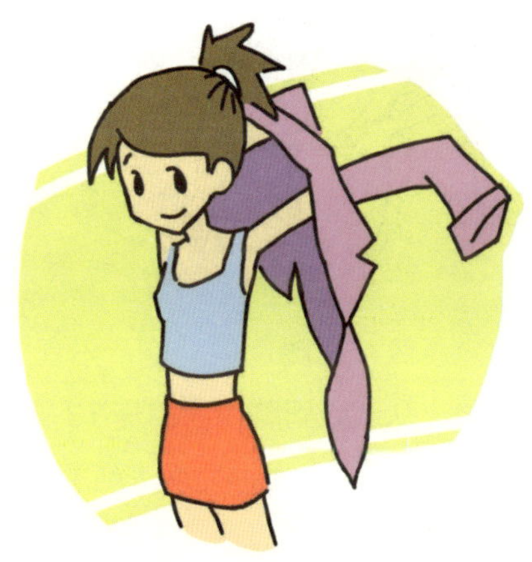

卵巢按摩

按摩能刺激卵巢血液循环，让卵巢的血液供给更充分，从而使排卵期排出的卵子质量好，卵子受精能力强。

除了去医院做卵巢保养外，备孕女性也可自己在家做，丈夫可以帮忙，还能增进夫妻感情。

按摩注意事项：①按摩前半小时不能进食，可洗澡或泡温泉。②按摩时使用纯天然（无色无味）的精油来防止揉搓伤害皮肤。③按摩前后 6 小时内不可饮酒。④有心脏病、血压异常、癫痫或严重妇科疾病者不宜进行按摩。

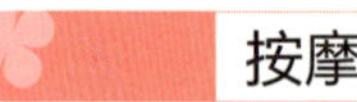

按摩方法

腿部按摩

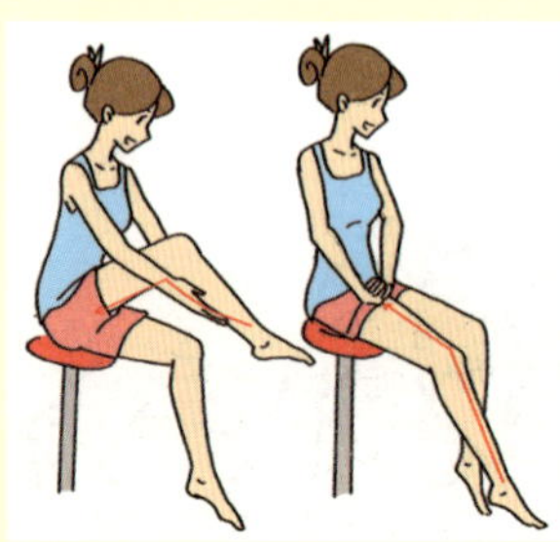

刺激从脚到大腿根部的骨骼，从脚开始每次间隔 1 厘米左右按压骨骼，力度达到骨头有轻微疼痛感为宜。

先正面后侧面，重复 3~5 次。

屈膝，让腿倒向外侧，沿着大腿内侧的骨骼，从脚心到膝盖内侧搓 10 次，从膝盖内侧向腿根搓 10 次，力度达到肌肉有轻微疼痛感为宜。

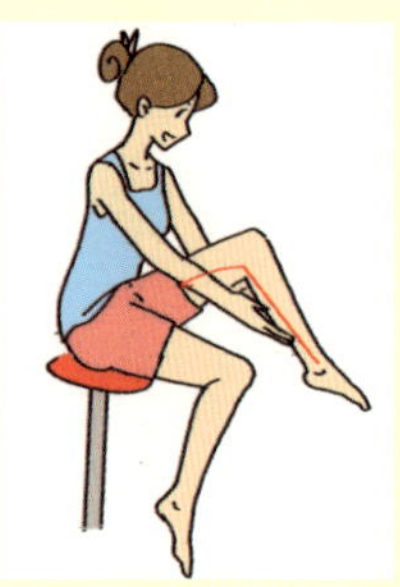

督脉按摩

督脉在背部，按摩督脉能促使内脏排毒，可选几个重点穴位按摩。

至阳穴在腰部正中线上，第7胸椎棘突下凹陷处，约与肩胛骨下角相平。

每次按揉约3分钟即可。

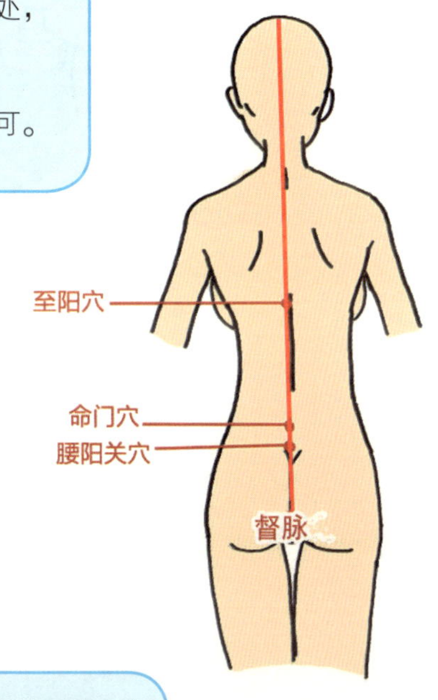

腰阳关穴在腰部正中线上，第4腰椎棘突下凹陷处。

用拇指的指腹按揉此穴，每次3～5分钟。

命门穴在腰部正中线上，第2腰椎棘突下凹陷处。

按揉时会感觉到强烈的压迫感，每次按揉2～3分钟即可。

腹部按摩

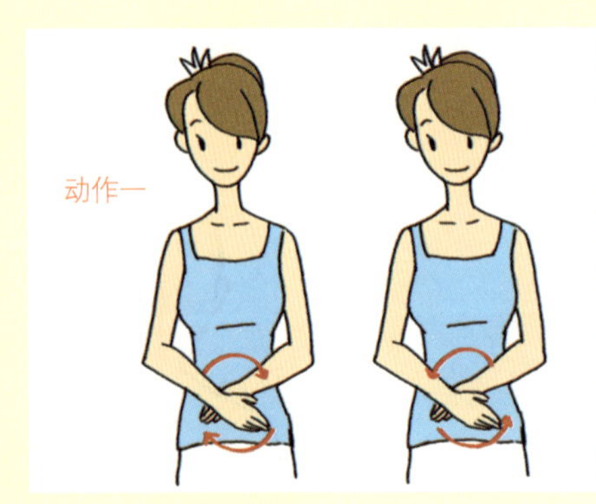

顺时针揉按腹部20圈，再逆时针揉按20圈。

力度要尽量轻，有感觉即可。

仰卧，两膝盖弯曲，双手放在肚脐下方。

用鼻子吸气使腹部鼓起，用双手按压腹部，然后慢慢吐气。重复10次。

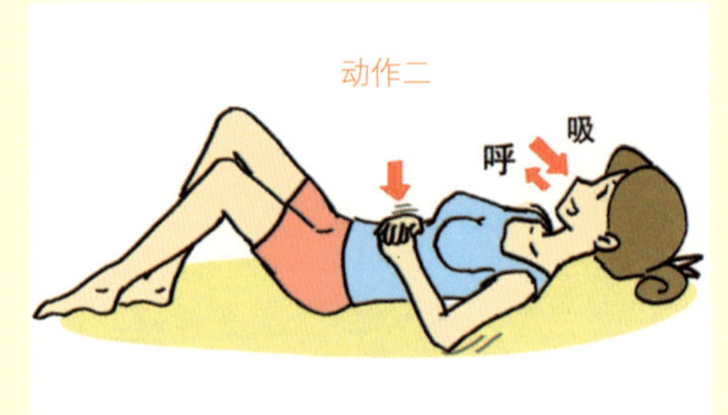

四、调整生活方式，增加子宫和卵巢活力

健康 = 60% 生活方式 + 15% 遗传因素 + 10% 社会因素 + 8% 医疗因素 + 7% 气候因素。

这是世界卫生组织对影响健康的因素进行总结的公式，由此可见保持好的生活方式对我们的健康影响有多么大。所以，调整生活方式，改掉坏习惯，保养身心，是备孕女性爱人爱己、体现妈妈责任感的初始方式。

调整不良生活方式，延缓卵子老化

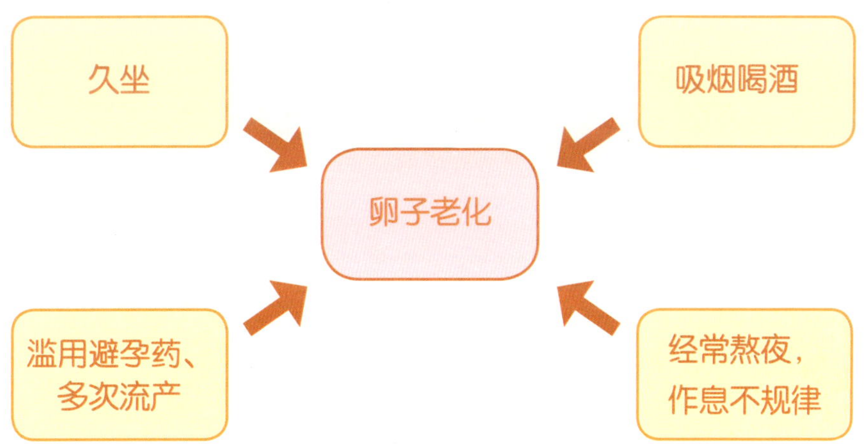

● 吸烟

研究结果显示，一位 25 岁的女性烟民与不吸烟的 35 岁女性，其卵巢功能相差无几。

吸烟危害：①影响输卵管纤毛的运动功能。②影响受精卵的植入。③使更年期提前到来，导致女性过早丧失生育能力。

● 久坐

长时间坐着会使盆腔中的血液循环不畅，影响生殖系统的生育功能。

● 经常熬夜，作息不规律

生物钟被打乱，导致激素的内分泌环境失衡，而内分泌失调导致卵巢的功能发生紊乱，影响卵子的发育成熟及卵巢排卵。

● 喝酒

长期酗酒会导致卵巢老化。丹麦的一项研究发现，一周喝 10 次酒的女性比一周喝 1~5 次酒的女性成功怀孕的时间明显推迟。

● 滥用避孕药、多次流产

破坏子宫机能，影响正常排卵周期。

预防卵巢功能衰退

●经常进行体育锻炼

增强身体素质，对延缓卵巢功能衰退、保持旺盛的生育能力有积极作用。

● 保证营养摄取均衡合理

注意蛋白质、B 族维生素、叶酸、铁、钙等营养物质的摄入量，有利于卵子的生成。

● 保持幸福美满的夫妻性生活

精液中有精液胞质素，它有近似青霉素的杀菌功效，对阴道炎、宫颈炎、子宫内膜炎和输卵管炎等疾病都有抑制作用。规律和谐的性生活也有助于女性的生殖健康。

摒弃不良习惯，保护子宫机能

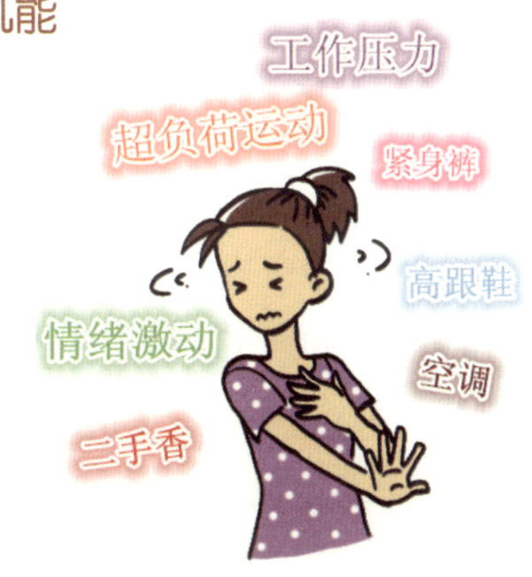

● 穿紧身裤

英国医学机构证实，年轻妇女穿紧身裤会压迫子宫和输卵管等生殖系统。

● 运动不当

女性做超负荷运动，如举重、举哑铃等会使腹部压力增加，引起子宫位置暂时下降。若长此以往，一定会造成子宫脱垂。

因此，在借助器材运动的项目中，必须听从专业教练的指导。

● 工作压力大

女性若长期处于忧虑状态中，会引起植物神经功能紊乱，影响性激素分泌，造成生殖功能失调。

临床表现：无排卵性月经、月经量少、排卵稀少、闭经或者功能性子宫出血等症状。

● 穿高跟鞋

穿高跟鞋身体会前倾，久而久之会使骨盆腔位移。骨盆腔位移会引起子宫位前倾，造成月经失调、性欲下降，甚至不孕。

● 用芳香剂

芳香剂大都是由香料和有机溶剂合成的，有机溶剂包括烷、氯、苯，以及甲醛和丙酮等成分，对人体有害。

● 情绪激动

人处于紧张和生气状态时，会引发强烈的肠胃蠕动和子宫收缩。

备孕要控制情绪，提升修养，理性面对负面因素。

● 吹空调

空调的寒凉容易伤身，使用空调的房间空气也常常不清新。

备孕时要注意合理使用空调。

专家解说 Expert interpretation

慎重对待香味

植物花香：夜来香、夹竹桃、百合、紫荆花等植物散发的香味易使人兴奋、头晕，甚至恶心，不适合放在室内，更不利于备孕。

熏香：含有薰衣草和迷迭香成分的熏香可能会导致流产，对优生优育是非常不利的。

“二手香”：“二手香”指香味过浓，让周围人觉得不舒服的香水、化妆品，以及在公共场所放置的空气清新剂等。“二手香”可能使人产生头痛、头晕、流泪、皮疹、嗓子疼痛，甚至胸闷等过敏反应。备孕期间建议女性尽可能避开“二手香”。

五、私处疾病早治疗

阴道、宫颈、子宫是女性重要的生殖器官，不仅与能否怀孕密切相关，还关系到能否孕育健康的宝宝。不少怀孕困难的女性在查找原因时，往往发现是因为得了妇科病没有及时治疗所致。因此，备孕时私处疾病不容小觑。

私处如有不适，备孕女性一定要积极治疗，千万别因治疗延误而影响到做母亲的能力。

下面这些疾病常会造成不孕或流产，女性在准备怀孕时要注意防范和及早治疗。

子宫肌瘤

这是一种最常见的妇科良性肿瘤。发生率之高，颇为惊人：大约三分之一的成年女性子宫里长有或大或小的肌瘤。

影响受孕原因：子宫肌瘤会干扰受精卵着床或导致流产，一旦发现要早治疗。

宫颈糜烂

这是一种极其常见的慢性宫颈炎症。病变原因很复杂，宫颈在性生活中受到轻微损伤、避孕套的机械摩擦、深度清洗、人工流产、宫内节育环、细菌侵袭等，都有可能使宫颈发生炎症。绝大多数宫颈糜烂没有不适感，很多人是在妇科查体时才发现的。

影响受孕原因：宫颈糜烂会使宫颈分泌物变多变黏稠，从而影响精子与卵子的结合，导致受孕困难。

慢性附件炎

附件炎指的是输卵管和卵巢的炎症，是很常见却又很隐蔽的妇科疾病，与性生活过频、反复发作的阴道炎症、流产，以及生殖器手术等有关。

一般情况下，此类患者没有什么特殊的感觉，有些会有轻微的下腹痛，伴有不易觉察的白带增多。

影响受孕原因：附件炎会引起输卵管内黏膜粘连，导致输卵管堵塞，从而容易引发不孕症。

阴道炎

阴道有炎症的时候，白细胞会增多。白细胞会杀精，所以这种情况会影响受孕。

影响受孕的原因：如果阴道炎不及时治疗会导致炎症上行感染，从而引发盆腔炎、输卵管炎、附件炎等，从而影响受孕。

专家解说 Expert interpretation

妇科检查的重要性

为了提高怀孕概率和保证怀孕后宝宝的健康，备孕女性应该进行妇科体检，及时发现妇科疾病，有效控制乃至彻底地治疗。

第四章
增加精子活力

一、精子与受孕过程

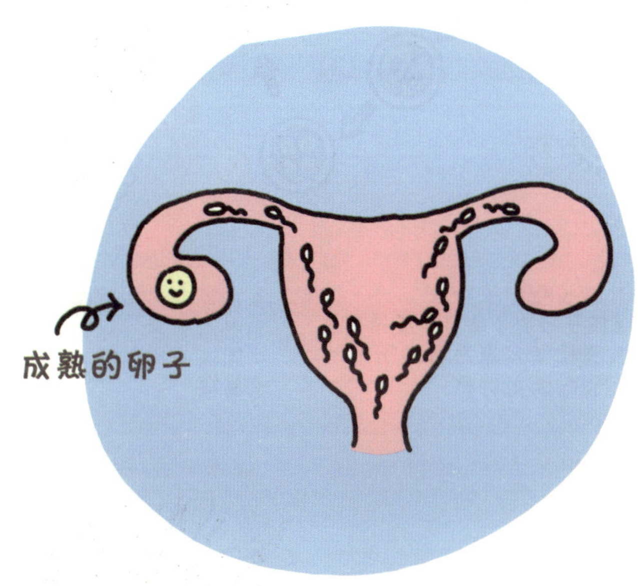

精子与受孕过程简单说就是“一群小蝌蚪，找朋友，找到朋友一起走，走到新家不回头，等着和妈妈招招手”的过程。

受精过程

男性正常的精子非常活泼，具有很好的活动能力。女性的生殖道如果通畅，性交时进入阴道内的精子就可以毫无阻挡地通过宫颈、子宫，到达输卵管，与卵子相遇结合为受精卵。接着受精卵再进入宫腔。

6~8 天内受精卵就埋入营养丰富的子宫内膜里，然后继续发育成为胎儿。

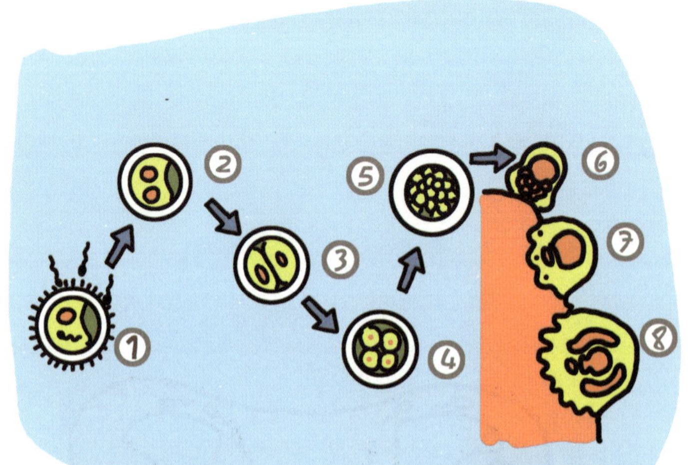

受精卵：女性卵巢排出正常的卵子，输卵管捡起卵子，卵子在输卵管内等待精子，最后结合成受精卵。

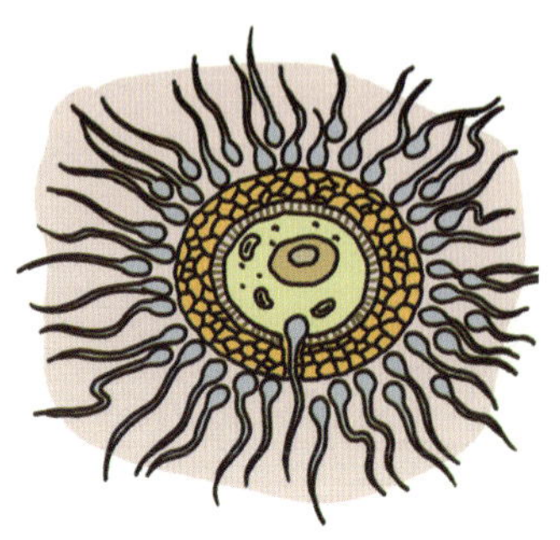

二、精子活力是受孕质量的“生理密钥”

精子活力是指精液中呈前进运动的精子所占的百分比。

只有具有前进运动能力的精子，才可能具有正常的生存能力和与卵细胞结合的能力。精子活动力差时无力前行，难以穿过子宫颈、子宫腔，直达输卵管与卵子结合，所以精子活力与受孕密切相关。

精子活力低又称为弱精症，是临床上最常见的男性不育原因之一，在所有男性不育原因中占近一半的比例。

精子活力等级

0 级
表示精子不能活动

1 级
表示精子活动能力差，只在原地蠕动

2 级
表示精子活动能力一般，能向前曲线运动

3 级
表示精子活动能力很好，能直线向前运动

4 级
表示精子活动能力极好，呈直线快速向前运动

专家解说 Expert interpretation

正常情况下，3 级与 4 级精子之和应超过 50%。活动精子中，至少有 25% 的精子呈直线快速运动。

正常精子的发育过程

睾丸是生产精子的“工厂”，睾丸中有许多精曲小管，管中有许多精原细胞。儿童时期，这些细胞处于混沌的休眠状态，待男性性成熟时，受脑垂体促性腺激素的刺激，精原细胞开始启动，它们不断分裂、增殖，发育成精子。

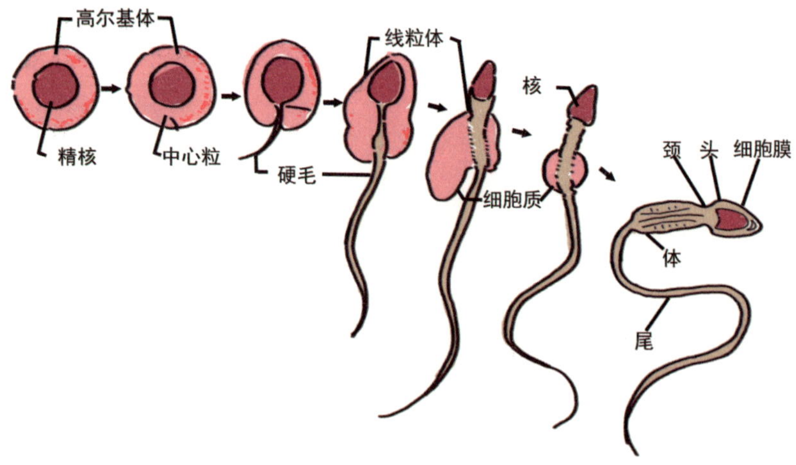

精子是个形态特殊的细胞，分头、体、尾三部分。头部参与受精，尾部的鞭毛运动使精子具有活动能力，能够穿过宫颈，到达输卵管与卵子结合。

精子活力低的原因

● 生理因素

生殖系统感染、精索静脉曲张、抗精子抗体的产生、睾丸发育受阻、微量元素缺乏、支原体感染等。

● 日常生活因素

酗酒、熬夜、吸毒、吸烟、性交过多过滥、心理压力过大、抑郁等。

三、内外兼修，“精力”充沛

食疗补内

有助精效果的营养元素

镁

镁能提高精子活力，增加怀孕概率。镁含量较高的食物有大豆、马铃薯、核桃仁、燕麦、通心粉、叶菜和海产品等。

精氨酸

精氨酸是构成精子的主要成分。富含精氨酸的食物有海参、鳝鱼、泥鳅、墨鱼，以及芝麻、山药、白果、花生仁、葵花子、榛子等。

果糖

精液中含果糖，如精液中果糖含量低，容易引起死精症。

果糖含量丰富的食物有梨、苹果、葡萄、菠萝和甜橙等。

钙

钙会影响精子的运动能力，对维持透明质酸酶的活性，乃至在受精过程中都起着举足轻重的作用。含钙高的食物有牛奶、紫菜、虾皮、海带、裙带菜、金针菇、香菇、甜杏仁、葡萄干等。

如严重缺钙，可以在医生的指导下服用钙片、液体钙等保健药品。

不随意用偏方

备孕期间可以通过科学合理的饮食，来补充一些能增强精子活力的营养元素。但有些人过分迷信一些未经科学证实的“壮阳”“益阳”药酒、动物鞭药剂等。研究表明，尽管壮阳药能够改善男性的性生活质量，但却有可能影响精子的活动能力和质量。

调整生活方式修外

早睡早起

“日出而作，日落而息”是最自然的生活方式，有利于身体处于最佳状态。为了生育健康聪明的宝宝，备孕中的男性应该和女性一起调整作息时间，避免熬夜，自然、健康的生活方式才能确保精子健康、优良。

锻炼身体

除了合理均衡饮食外，最重要的莫过于进行体育锻炼了。科学的运动锻炼不仅能增强人体各器官系统的免疫功能，增强免疫力，全面促进机体的新陈代谢，而且还能帮助放松疲惫和焦虑的心情，让心情愉悦。

为了下一代，备孕男性应该积极锻炼身体，强身健体，尤其是那些没有运动习惯的男性，不妨从散步开始。

保持心情舒畅

时常忧郁、烦恼、脾气暴躁的男性，内分泌功能、睾丸生精功能以及性功能都不稳定。

临床上对男性抑郁者进行干预后统计发现，其生育能力由 29.9% 提高到 45.5%，可见情绪因素对男性生育能力的影响是非常显著的。因此，如果想顺利孕育宝宝，男性一定要保持良好的情绪，笑对生活，懂得将压力化为动力。

不抽烟、不喝酒、不熬夜

烟对精子的损害极大。据资料显示，每天吸烟 30 支以上的男性，其畸形精子的比例超过 20%，精子的存活率只有 49%。

酒对男性的生殖系统也有一定的毒害。它会使精子不正常，甚至影响精子的遗传基因，从而对胎儿产生不良影响。

熬夜则会加剧疲劳，影响精子质量。

所以希望当上爸爸的男性要三思而后行，远离烟酒。

尽少接触电磁辐射

首先，男性的染色体与女性相比较为脆弱，更容易引起免疫系统的改变。其次，男性生殖细胞对电磁辐射更为敏感。

X 射线和 γ 射线是最早被确定能使睾丸生精功能受损的射线，即使少量的照射也可使精子数量降低。

备孕男性尤其要注意远离电磁辐射。如果在工作中需要接触对精子造成损害的有害放射物和化学物质，备孕时应申请暂时调换工作岗位。

合理使用手机，减少辐射

手机在现代人生活中的重要性越来越大，然而手机会产生辐射，危害人体健康。

据研究，与完全不使用手机的男性相比，每天使用手机大于 5 个小时的男性，其精子活性、精子运动能力下降 50% 左右，精子有效性下降 25% 左右，精子出现畸形的概率也大大升高。

备孕时男性日常生活应注意：

①应尽量避免过多地使用手机，不要长时间用手机玩游戏、聊天、看视频。

②睡觉时应关闭手机或将手机放置在远离身体的地方。

③不要直接把手机塞在裤子口袋内，因为裤子的口袋就在睾丸旁边，这会直接辐射到精子。

避免蒸桑拿、穿紧身裤

睾丸的适宜温度要比体温低上几度。

温度过高会影响睾丸生成精子，不但抑制精子生成，还降低精子质量。

蒸桑拿、穿紧身裤会影响散热，使睾丸温度过高，增加受孕困难。

因此，为了孕育健康宝宝，备孕男性应穿宽松的裤子，不去桑拿房。

不随意使用药物

药物的负作用：①导致生育能力和精子数量下降。②有的药物成分会通过血液进入睾丸，影响精卵健康结合。③扰乱精子的遗传功能，导致染色体异常和精子畸形。

所以，备孕时不仅女性用药要小心，男性一样不能随意用药！

少骑车

骑自行车是既环保又健康的健身方式，但是南加利福尼亚大学医学院的一项研究发现，自行车车座会给男性带来以下问题：

①压迫腹股沟区的动脉和神经。

②那种细窄的自行车座，会使前列腺和其他附性腺受到持续性的压力而造成劳损，从而影响精子生成。

③长时间骑车还会使脆弱的睾丸外囊血管处于危险之中。

建议男性备孕时少骑车。如需骑车，要选择减震功能良好、车座比较宽的自行车。

其他注意事项

● 性生活要合理

建议一周不超过3次为好。另外，性生活中尽量使用避孕套，避免受到炎症侵害。

● 防止过度肥胖

男性身体过度肥胖会导致腹股沟处的温度升高，损害精子的成长。

● 尽量远离汽车尾气

汽车尾气中含有的二噁英会使男性的睾丸形态改变、精子数量减少、生精能力下降。

● 注意性器官卫生

每天睡前清洗外阴。平时应注意生活卫生，要常换内裤。

第五章
运动排毒助孕

一、安全助孕，“孕”动率先

我们每天通过呼吸、饮食及皮肤接触等方式从大气、蔬菜（含农药残留）、包装食品（含防腐剂）、化妆品（含超标的重金属）和垃圾食品等吸收不少的外来毒素。它们在机体内蓄积，就会对健康造成危害，甚至导致不孕或流产。

对于备孕夫妻来说，扫除毒素，保持身体清洁健康，将身体机能调整到最佳状态，是孕育一个健康聪明宝宝的必要前提。

运动可增强人体器官的排毒功能

正常的人体是具有排毒功能的。食物残余可通过每日定时排便排出，流汗代谢废物，肝脏还有解毒功能等。

因此，我们只要增强自身的排毒能力，就可有效地排出毒素，保持身体健康。

在所有改善身体排毒功能的方法中，运动是最好、最安全和最有效的。

运动加快排毒

增加排汗去除身体毒素

大量排汗。皮肤是人体最大的排毒器官，伴随着运动过程，大量汗液被排出体外，体内毒素也就随之排出来了。

加快肠道排毒速度

定时排便。每天吃进身体的食物经胃肠道消化吸收后，食物残渣要通过大肠排出体外。如果每日定时排便，而不是变成宿便，就可缩短毒素和废物在体内停留的时间，减少对身体的影响。运动可促进胃肠道蠕动和营养吸收，防止和改善便秘，从而加快毒素以粪便的形式排出。

增强肝脏解毒功能

加速血液循环。肝脏是人体最大的解毒器官，它帮助将食物转换成对人体有用的物质，利于吸收，并净化和过滤血液中的毒素。运动可加快血液循环，对肝脏发挥排毒功能有促进作用。

适度运动能增强身体免疫力

研究发现，在实施了一个为期 3 个月的适度运动计划后，一组年龄为 65~85 岁的老人由于免疫力增强，呼吸道感染的发病率明显降低，呼吸道感染住院的天数比同龄对照组明显减少。

运动能调节情绪，减少毒素的产生

压力大、情绪低落也会使身体内的毒素增加，从而导致疾病。

专家解说 Expert interpretation

据美国一所医院对 500 例胃肠道疾病患者的调查，具有明显情绪障碍者占 74%。而运动对改善情绪的作用，已经被越来越多的研究证实，建议备孕夫妻尽可能多地进行运动。

运动能改善体质，使怀孕更轻松

①增加氧气的摄入量。可以很好地改善心肺功能，促进血液循环，改善身体机能和提高生殖细胞的质量。②促进体内激素的合理调配。确保受孕时女性体内激素的平衡与受精卵的顺利着床，避免怀孕早期发生流产。③减轻日后分娩时的难度和痛苦。④更容易适应怀孕后的身体变化。不易发生妊娠综合征，更少出现妊娠纹。⑤提高身体素质，确保精子的质量。

二、助孕运动项目面面观

备孕女性到底选哪些项目才最有针对性?

首先，必须是自己感兴趣的项目。否则很难坚持下去。

其次，运动量不宜太大。选择的项目要能增强身体素质，提高卵子质量。因为高强度的运动项目消耗过大，反而影响女性生理机能，不利于怀孕。

再次，怀孕会增加女性的心肺负担和腰、腹及腿部压力，因而选择的运动项目最好能提高心肺功能，增强腰、腹和腿部肌肉的力量。

下面这些项目可作为备选。

步行

步行是在哪儿都能进行、安全简单的有氧运动。

第一，对于备孕女性来讲，它可以松弛骨盆韧带，加大卵子的活动空间。

第二，夫妻一起饭后散步聊天，还可以增进感情。

需要注意的是，为了远离交通事故、噪声污染、环境污染，应尽量选择公园或者附近的高校等安全场所来散步。

首先从 3000 步开始

人们常常说，为了更好地强身健体，每天应该走一万步。但一开始这个运动量有点多，所以建议先从 3000 步开始。

一天家务 =4000 步，10 分钟步行 =3000 步。

因此，是否需要特别进行步行运动，完全因各人的生活、工作状态而定。如果您每天都是开车上下班，那么，就请带上计步器，每天找一个固定时间认真地走一走吧。

步行的注意事项

患病、服药、关节疼痛等时，是否能够步行，请咨询医生

两手张开（如有塑料瓶等，请放入背包）

注意水分补给

饭后一小时再运动

空腹时不运动

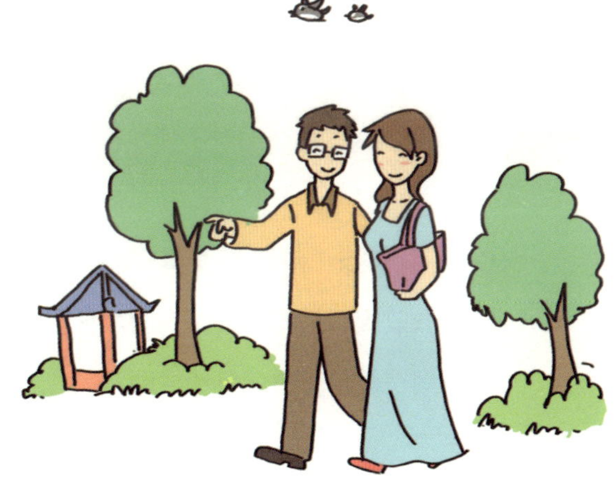

步行的方法

强度

① 心跳次数是一个很好的衡量方法。步行时，心跳次数用220减去年龄，再乘以0.6~0.8，得出的数值若在110~130次/分钟之间，就是适合自己的步行速度。

② 在天气凉爽时有点微微出汗，或者感觉有点吃力，就是刚好的步行强度。

时间

最好持续30分钟以上。步行前后应做一些准备活动。

频率

3~6次/周。

装备

步行时，要穿适合步行的平底鞋或者运动鞋。

姿势

① 脚后跟着地(踏地)，脚尖(特别是大拇趾)踩地，步幅比平时宽。

② 稍微收腹，后背挺直，肩膀放松。

③ 眼睛往前看，手臂自然摆动。

游泳

游泳时可以利用水的浮力、水压、阻力、热传导性等特性，对身体进行非常温和的按摩，还可以促进血液循环，提高卵子、精子的质量。

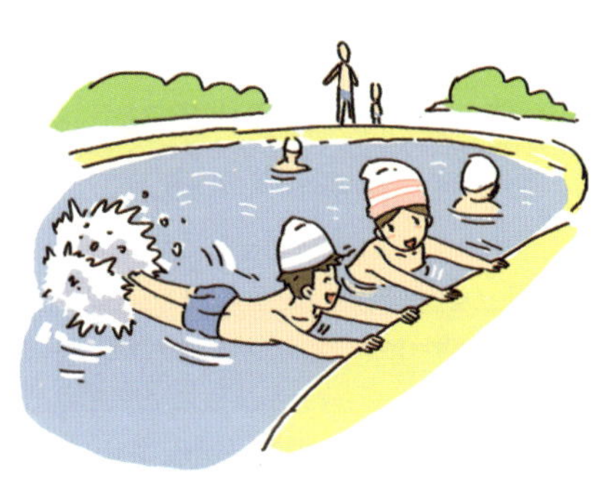

游泳的好处

改善血液循环

浮力可以减轻体重的负荷，水温和水压可以促进血液循环。

增强肌肉力量

水的阻力形成适度的压力，锻炼肌肉的力量。

提高平衡感

水的浮力有助于增强身体的平衡机能。

放松

水的律动、与皮肤的接触感等，会令整个身心得到放松。

减轻疼痛

水本身就有缓解疼痛的作用，比如西方有人选择在水中分娩，也是利用水的这种特性。

游泳的注意事项

● 不要过度使用腿脚肌肉力量，否则容易腰痛和关节痛。

● 一定要先做热身运动。

● 不要空腹，也不要在游泳前半小时内吃饭。

● 运动结束后，在水中做冷却运动，放松全身。

● 游泳馆地滑易摔，一定要选择防滑底拖鞋，而且要选择水质有保证的正规游泳馆。

专家解说 Expert interpretation

游泳频率与泳姿

游泳可以每周进行 1~2 次，每次时间以两小时之内较为适宜。两小时是总计时间，包括进入浴室洗澡、在水边做拉伸运动等的时间。

自由泳最适宜。如果双臂划水划得好，可以不用脚踢向前行进。另外，只做自由泳的基本动作，即直腿打水，也有效果。

体操

体操在欧美非常流行，不但可以使子宫更有弹性，还可以使女性身材更加优美。

注意：不要做一些跳跃动作过多、韵律感过于强烈、节奏过快的有氧体操。动作幅度过大所造成的肌肉拉伤，子宫受压过大、下垂等情况，都会严重影响日后受孕。

如果暂时找不到合适的体操项目，由国家推广的第九套广播体操也是不错的选择。

爬楼梯

爬楼梯可锻炼大腿和臀部的肌肉群，且可以利用午休、茶歇时间进行锻炼。

注意：楼梯高低不一，过陡的楼梯对膝盖的磨损程度较高，关节炎、腱鞘炎、滑膜炎患者不宜进行此项运动。

瑜伽

平和的心境能提高受孕的概率。瑜伽不但能舒缓身体，还能平复情绪，是非常适合备孕女性的运动。

注意：练习时以自身舒适度为准，一些不易做到的高难度动作不必勉强，做到放松心境即可。

专家解说 Expert interpretation

备孕夫妻选择助孕运动项目时，一定要在有专业资格认证的保健师、教练的指导下，挑选最适合自己的，可避免由于运动不当而带来的伤害。

三、做好助孕练习，提高受孕概率

科学的助孕练习能提高备孕期间卵子的活跃度，增加与精子“成功会师”的概率，还能间接塑造优美的形体。

骨盆矫正练习——有助于卵巢和子宫更好地发挥功能

第一步

身心放松，仰面躺下，双手捂耳至发热，保持 2~3 分钟。

双臂放在身体两侧，与肩同宽，屈起双膝，仰卧。双膝、双足、脚趾不分开，不要移动股关节。

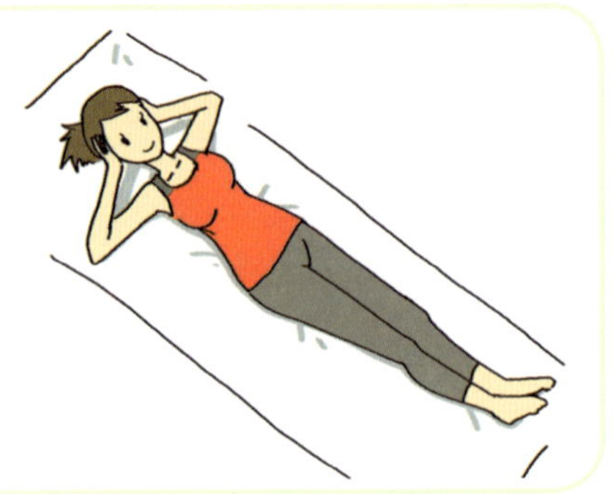

第二步

双臂用力抱住双膝，向胸部或下颌正中接近，在瞬间完成动作。1 分钟以后，将重心返回原来位置，休息 5 秒，如此为一组动作。每日连续做 30~50 组，坚持 3 个月。

如活动不利，丈夫可以帮助推压两膝，渐进式用力，往胸部正中靠近，逐渐加大腰部的弯曲度。

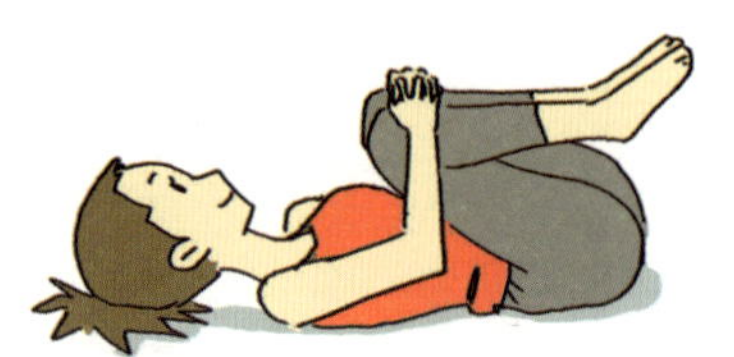

脊椎侧翻练习——调整骨盆和脊椎平衡

第一步

仰面躺下，双臂自然向两侧展开，与肩同宽，双腿屈膝并拢。

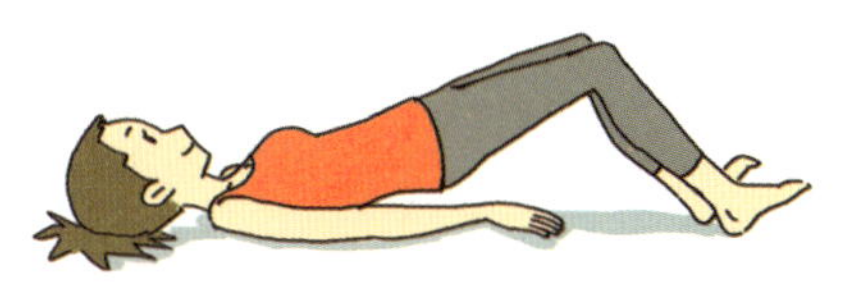

第二步

双腿紧闭，分别向左右倾倒。每次倾倒要缓慢，使背部脊椎在膝盖的拉伸下微微感到紧张感即可，左右受力要均匀。左右交叉各做10~20次。

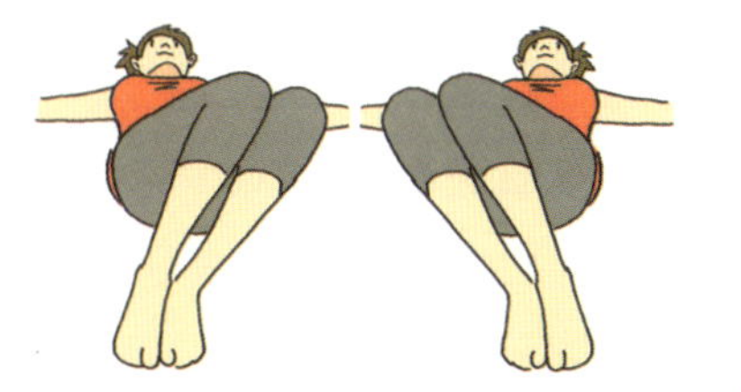

第三步

做完之后，调整呼吸，还原身体。

第四步

慢慢坐起，盘腿，脊柱挺直，右手抓住左大腿外侧，左臂伸直举高，与地面呈90°，轻轻向右扭转，感到腰部被拉伸即可。反复做10次左右后还原。

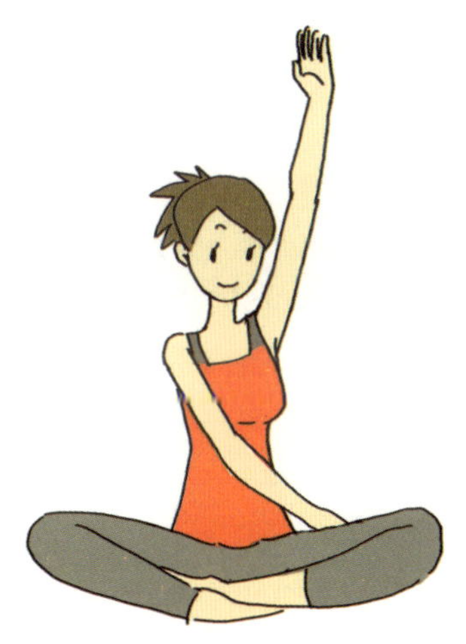

第五步

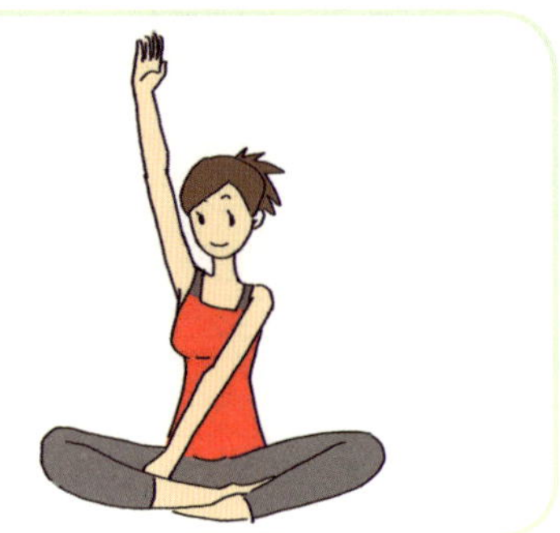

还原。盘腿静坐，左手抓住右大腿根部内侧，右臂伸直举高，与地面呈 90°。以上一步同样的力度和动作再做 10 次左右后还原。

脚趾运动练习——有助于血脉畅通

脚是人体经络神经的“发射塔”，也是人体穴位最多的地方，所谓千里“孕”行，始于足下。脚趾运动练习使行经血脉畅通无阻，每天花 1 分钟练习，还能达到缓解疲劳的效果。

具体方法

平躺，将双脚分开与骨盆同宽。

脚趾尽最大努力全部张开再合并，反复此动作 1 分钟。

注意：大部分办公室女性因为平时行走较少，五趾不易分开，可以花几元钱买一套美甲分趾器，逐渐锻炼五趾分开。

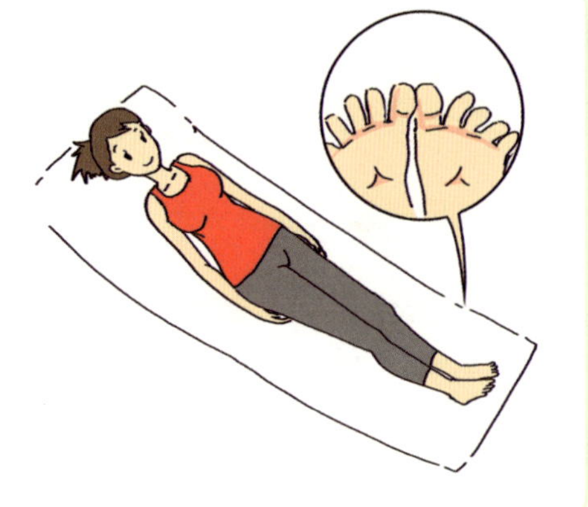

四、有效的身体部位锻炼让怀孕更轻松

合理的身体部位锻炼可以减轻许多怀孕期间产生的身体疼痛。

划腿运动

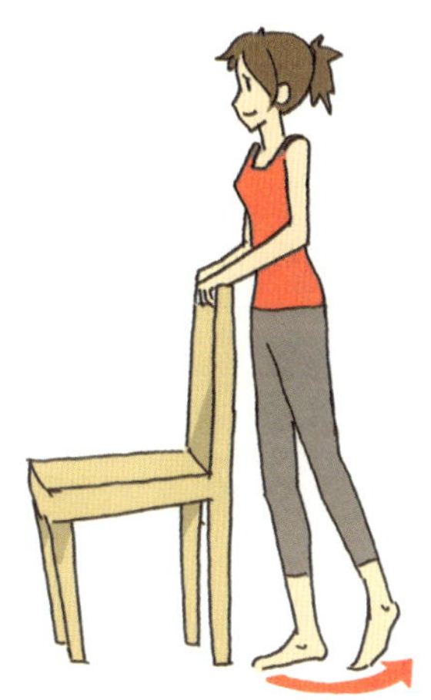

直立，手扶椅背，右腿固定，左腿画圈，做毕还原。换腿继续做，早晚各做 5~6 次。

针对症状：怀孕期间，腹部重量逐渐变大，会给腿部带来巨大压力，严重的会感觉到小腿肿胀，大腿根部肌肉紧张。

效果：划腿运动会使小腿肌肉群更加紧实，大腿根部韧带更加灵活，减轻疼痛。

腰部运动

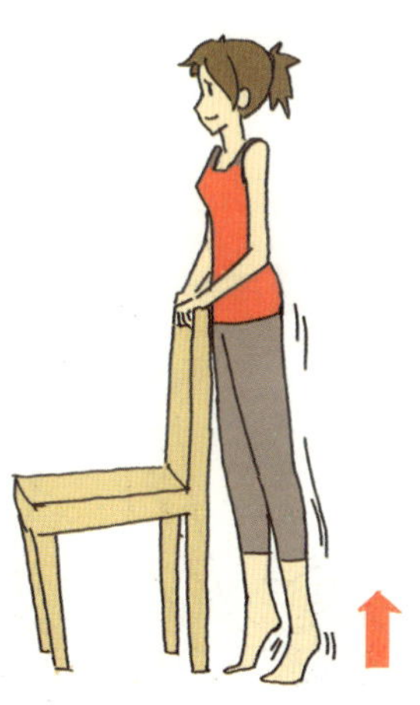

直立，手扶椅背，缓缓吸气，同时手臂用力，脚尖踮起，腰部挺直，使下腹部紧靠椅背，然后慢慢呼气，手臂放松，脚还原。早晚各做 5~6 次。

针对症状：怀孕后子宫随着胎儿生长而增大，腰部支撑力被迫不断增强。子宫圆韧带因长时间被牵拉而松弛，导致骶棘韧带松弛，压迫盆腔神经、血管。

效果：腰部运动能增强后腰肌肉支撑力，可减缓疼痛。

胸部运动

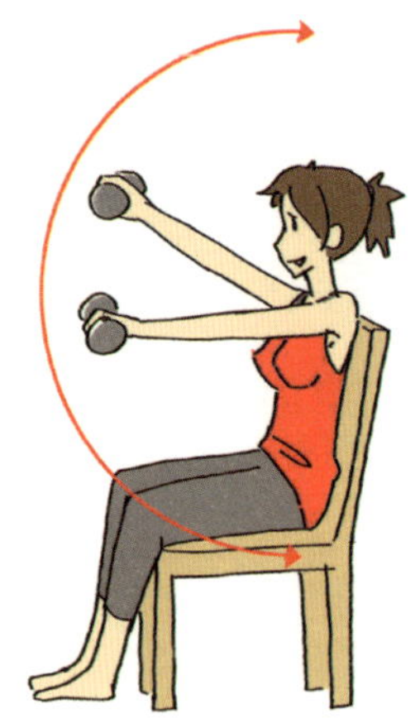

正坐，手臂伸直，手举哑铃（根据自己的力量选择合适重量），以手臂为半径在胸前画半圆。肩胛骨向后收拢时吸气，还原时吐气。

针对症状：怀孕期间胸部因变大而下垂。

效果：紧实和提升胸部，且通过扩胸运动能增强心脏摄氧能力。

腹部运动

平躺侧卧，腰部紧贴垫子，双手平举张开，双腿伸直并拢，脚尖去尽力触碰手心，两个方向交替进行。每次运动约 20 分钟。

针对症状：怀孕初期因子宫韧带受牵扯而引起的孕期腹痛。

效果：常做腹部运动会使备孕女性的腹肌紧凑、韧带灵活，可以减轻这个时期的痛苦。

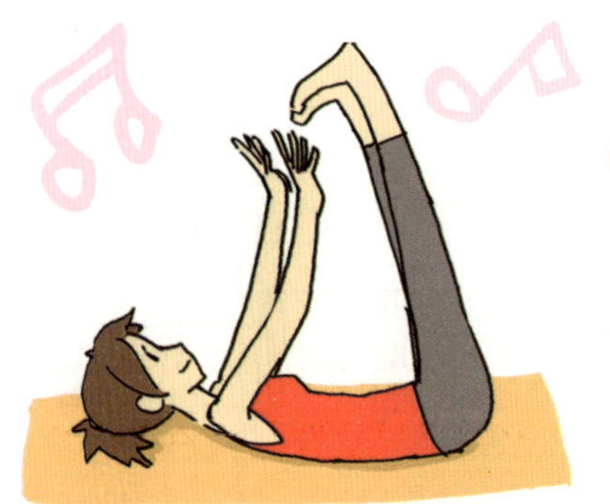

专家解说 Expert interpretation

在做以上运动时可播放音乐，让单调乏味的肢体运动更生动有趣。

五、丈夫参与，其乐无穷

多做运动

①能有效地预防焦虑、抑郁和精神紧张。

②改善微循环，降低血液中胆固醇的水平，增加血液供应。

③有改善勃起功能障碍的效果，加强锻炼能“助性”，提高精子活力。

④夫妻共同运动，一起享受备孕乐趣，增进夫妻感情。

选择适合的运动项目

适合男性的运动项目有跑步、打篮球、游泳、俯卧撑等。

①可锻炼男性腿、臂、腰、背部的肌肉。

②可以保持良好的视力。

③提高男性“性趣”。

④激活精子的活力。为女性好孕、男性优育做准备。

避免剧烈运动

剧烈运动时，会产生大量乳酸等酸性代谢产物。这些酸性代谢产物随血液循环进入睾丸后，会对精子产生不良影响，降低精子密度。

如果长期过量锻炼还容易导致性欲降低，甚至可能发生暂时性阳痿。

备孕期间，男性最好避免经常进行踢足球、长跑等剧烈活动。运动要适量，以不感觉腿酸、疲劳为宜，并注意运动后的休息和身体恢复。

专家诊室

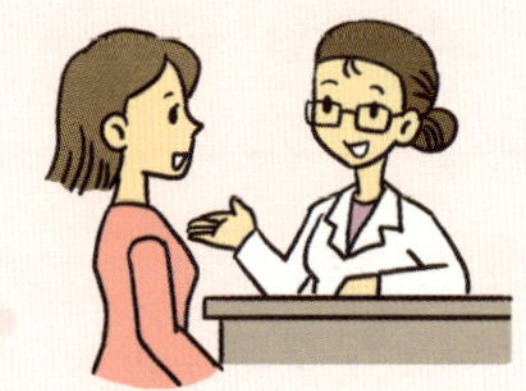

Q 过量运动不利于备孕

A: 有的人一听说备孕期间要多进行锻炼，就丝毫不考虑运动量，总是超负荷运动，这样其实并不利于备孕成功。

我有一个病人就是这样。一开始备孕，每天在跑步机上跑步 1 小时，器械锻炼 1 小时，周末再骑自行车 20 多公里。2 个月后来我这儿，说月经延后了。你想想，就一个普通的办公室白领，突然进行这样高强度的运动，肯定疲劳过度啊。我让她先把所有的运动量都减半，这样坚持了 4 个月，终于备孕成功了。

如果你问我备孕期多大的运动量合适，我没有办法给一个统一的标准。每个人的身体情况不一样，你让运动员每天跑 1 个小时肯定非常轻松，而一个大学教授可能跑 40 分钟就特别累了。所以运动量的大小没有一定的标准，只要不觉得太过劳累就可以了。

错误的运动方式

- 突然开始，立即结束。之前的热身运动和之后的冷却运动很重要。
- 越强越有效。根据自身体力和肌肉力量来进行锻炼，慢慢增加负荷。
- 日常生活的运动量就足够了。如果运动量不够大，很难增强体力。
- 漫无目的地开始。开始运动前，请先了解其目的。
- 只锻炼某一部位。重要的是全身均衡锻炼。
- 偶尔运动。运动贵在持之以恒，一旦停止，运动效果会立即消失。
- 运动中不喝水。容易导致严重脱水症，所以要注意补水。

第六章
安全健康食物助孕

一、吃对身体健康，吃好“孕”气更旺

一日三餐决定每个人的身体健康，更与备孕夫妇每一日的“孕”气积累唇齿相依。

吃对胜于吃贵

不少备孕女性走入备孕优生的误区，以贵为好，但实际上贵未必等于好。

那些成分复杂的保健品、补品，号称农业新品种的反季瓜果蔬菜，产地难以证实的进口食品，往往吸瘪我们的钱包，却吃坏了我们的身体。

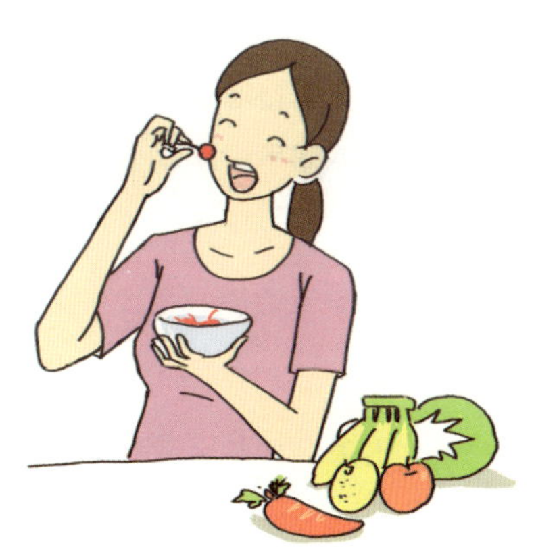

事实上，一方水土养一方人，当地产的、应季的、培育养殖方法最简单的菜肉蛋禽，品质可靠而且价格亲民，才是最对的好食物。

口感服从营养

回避刺激性食物。不少女性喜欢口味刺激的酸辣粉、麻辣烫、麻辣火锅等，但这类食品刺激性大，可能影响人体消化系统功能，导致便秘或腹泻，无益于备孕。

不要摄入太多糖分。女性嗜甜，但过量摄入糖会导致龋齿，并引发肥胖、糖尿病等代谢性疾病。

营养卫生、少盐、清淡的食品，才是备孕夫妇的首选。

因“体”制宜

不同的体质有着不同的饮食需求，不可生搬硬套。备孕时最好依照近期的孕前检查结果制定餐单。

身体各项指标都符合标准的女性。

胆固醇、血糖等某一营养指标“不高不低”，体重标准。

备孕时只要不挑食、不偏食，注意科学饮食，营养均衡即可。

营养较好、体重偏高的女性。

不需要更多地增补营养，尤其忌食含脂肪及糖类较高的食物，以免营养过剩，为怀孕期间患“孕高症”埋下隐患。

对这类备孕女性来说，富含维生素的蔬菜水果和富含优质蛋白质、微量元素的牛奶是最佳选择。

身体孱弱、营养缺失的女性。

备孕时要全面补充营养，要改掉偏食、挑食的毛病。

可通过调整烹调方法、饮食花样搭配来增加每天营养素的摄入量。

日常饮食中的风险

食品添加剂 加工和制造食品的过程中，为了提高品质和保存性，或为着色、调味、改良性质而添加的物质。食品添加剂分为甜味剂、着色剂、保存剂、防氧化剂、防霉剂等“指定添加剂”和由天然物质组成的“天然添加剂”等。所以，我们要尽可能选择不含添加剂或者只含天然添加剂的食物。

转基因食品 以基因技术进行品种改良，强化对害虫和除草剂的抵抗性的农作物为原料而加工生产的食品。关于其安全评估，可以参考经济合作与发展组织设定的标准。

进口食品 进口食品一定要充分掌握其产地、生产日期、品牌口碑等信息才能够购买。

环境激素 包括有可能影响生物激素分泌的农药、杀虫剂、界面活性剂等。

焦煳和发霉食品 鱼和肉的焦煳部分有致癌物质，最好不要吃。发霉食品能产生毒素，这些霉菌毒素包括黄曲霉毒素、赭曲霉毒素等，都有很强的致癌性。

果蔬二噁英残留 二噁英是一种无色无味、毒性严重的脂溶性物质，在制造包括农药在内的化学制剂，尤其是氯系化学制剂，像杀虫剂、除草剂、木材防腐剂、落叶剂等产品的过程中会派生。因此，二噁英往往会在果蔬中有残留。可以选择购买有机的农产品，也可以增加蔬菜浸泡的时间，尽量减少有毒物质的摄入。

二、健康卵子，吃出来

过去人们常说“小米粥加老母鸡，吃得饱，怀胖小”，其实说的就是食疗能扫清排卵障碍，增加卵子的“孕力”，提高备孕效果。

扫除排卵障碍的食物

●**鲜蔬果汁**

它们所含的生物活性物质能阻断亚硝胺对机体的危害，还能改变血液的酸碱度，有利于防病排毒。

●**动物血**

猪、鸭、鸡等动物血液中的血红蛋白被胃液分解后，可与侵入人体的烟尘和重金属发生反应，提高淋巴细胞的吞噬功能，将这些有害物质尽快消灭。

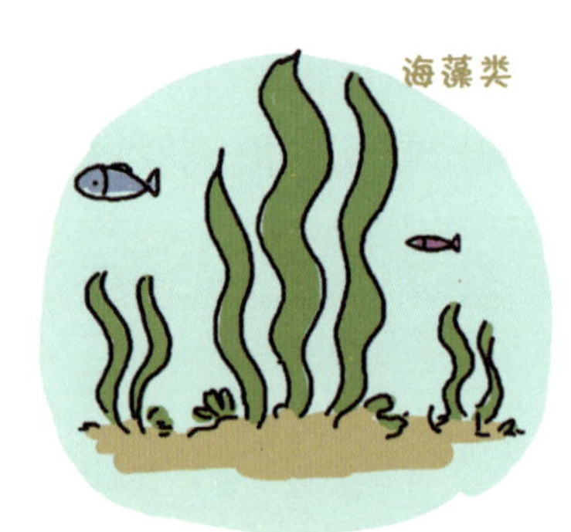

●**海带、紫菜**

其中所含的胶质能促使体内的放射性物质随粪便排出体外，是放射物的克星。

提高个体卵子质量的食物

黑豆。补充雌激素的第一高手。

做法：将黑豆用清水浸泡 12 小时左右，然后用清水煮至熟透，可少放一点儿盐。从月经结束后第一天起，每天吃 45 颗左右，连吃 6 天。黑豆有促卵泡发育、改善黄体功能的效果。

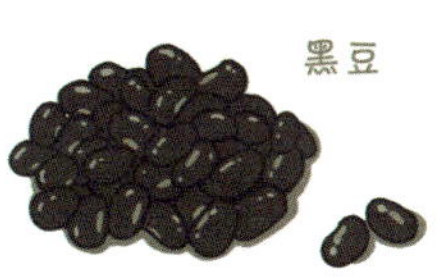

豆芽。含多种维生素，能清除致畸物质，促进性激素生成。

做法：最好用热水焯一下，根据口味拌着吃。

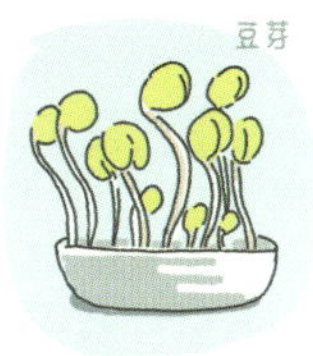

豆腐。富含优质蛋白质和钙，而且能调解内分泌。

做法：与海带、牛肉同炖，这道菜富含海藻胶、碘、钙、铁、锌、优质蛋白质。

坚果。花生、芝麻、核桃、松子、夏威夷果等含丰富的不饱和脂肪酸、维生素 E 和锌、钙等矿物质。

做法：涩涩的果仁外薄皮具有抗氧化的植物化学成分，所以核桃、花生最好是带皮吃。芝麻多油，最好不要单吃，可搭配面包等碳水化合物一起吃。

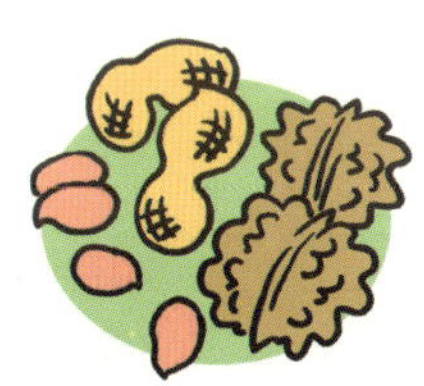

三、提高精子质量的营养素

男性每次射精的精子量不计其数，但在射精后，“小蝌蚪”们要以每分钟2~3毫米的速度前进。而有些原地打转或纹丝不动，有些体力不济中途泄气，有些走错方向无缘晋级，坚持到最后的精子连200个都不到。所以通过健康饮食提高精子活力，对备孕男性来说十分必要。

●番茄红素

从名字不难看出，这是集中蕴含于常见的番茄中的营养素，但红葡萄柚、西瓜中也富含番茄红素。

作用：番茄红素对精子尾部缺损等精子畸形有着强有力的预防作用。

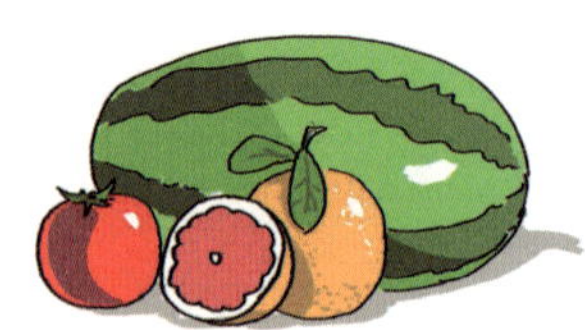

●硒

鸡蛋、谷物、酵母、龙虾、芝麻、麦芽等食物中都含有硒元素。

作用：硒是精子线粒体外膜硒蛋白的成分之一，可防止膜上的脂质氧化，对胞膜及线粒体有保护作用。给不育的男性补充硒元素可以提高其精子活性，增加使其妻子受孕的机会。

专家解说 Expert interpretation

据早期的研究报告，精液硒浓度为0.50 ~ 0.80 μmol/L时精子受孕率最高，精液硒浓度低于0.46 μmol/L即可引起男性不育。

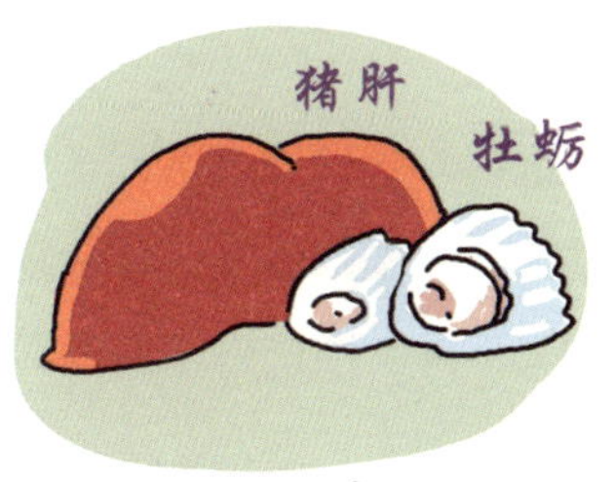

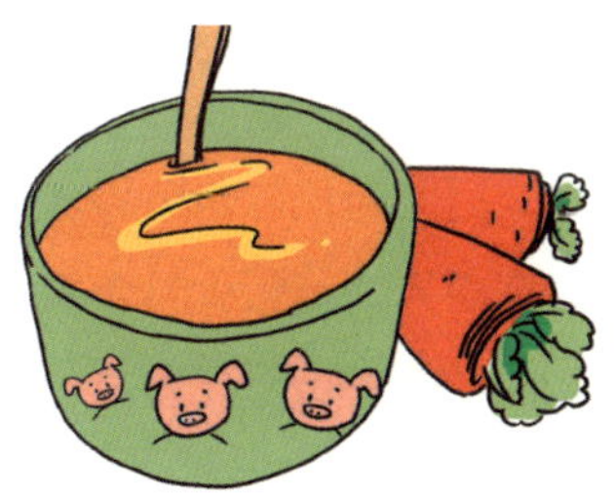

●锌

植物中含锌较多的食品有花生、小米、萝卜、大白菜等，动物中以牡蛎含锌最为丰富。此外，动物肝脏含锌也较多。

作用：锌直接参与精子的生成、成熟、激活和获能过程，精浆中高锌是维持精子活动能力的重要因素之一。

●维生素A和β-胡萝卜素

如果维生素A和β-胡萝卜素供给不足，则会引起精子大量死亡。胡萝卜是同时含有这两种维生素的食品。

作用：①维持精子生成。②增加精子浓度，降低异常精子比例。③提高精子抗冻性。

备孕期间男性应少吃和不吃的食品

●芹菜

芹菜有抑制精子睾酮生成的作用，男性长期大量食用芹菜会使精子数量下降，停止食用芹菜则能恢复正常。

●大豆制品

据英国贝尔法斯特皇家维多利亚医院近期一项研究表明，青春发育期男性经常大量食用豆制品，摄入过量的植物雌激素，会使第二性征的发育受到影响，还会引起精子质量下降。因此备孕期间男性食用豆制品不宜过量。

但是，大豆制品蛋白质含量丰富且不含胆固醇，属健康食品。适量食用的话，其含有的大豆异黄酮能预防前列腺疾病。

●烧烤和油炸食品

烧烤和油炸食品不但卫生安全性差，还含有大量的脂肪和致癌物丙烯酰胺，经常食用会引起少精、弱精症。

●奶茶

含有会减少男性激素分泌的氢化植物油，会降低精子活力，抑制精子的正常代谢。

●酒

酒精会抑制睾酮的分泌，并杀死生殖细胞，还会使睾丸的生精功能发生障碍，造成精子不液化、精子活力低、精子畸形率增加等，是最常见的精子杀手。酒精还会影响阴茎正常勃起。

四、食补叶酸

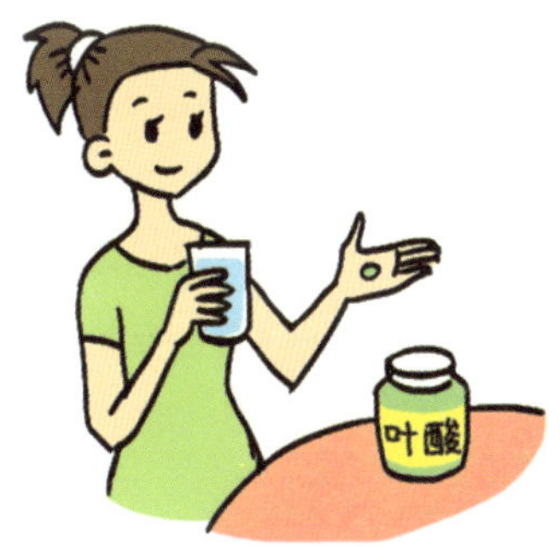

叶酸

维生素 B 复合体之一，是蛋白质和核酸合成的必需因子，血红蛋白、红细胞、白细胞的快速增生，氨基酸代谢、大脑中长链脂肪酸（如 DNA）的代谢等都少不了它。

备孕前 3 个月备孕女性应补充叶酸

缺乏叶酸可导致胎儿神经管畸形，以及眼睛、口唇、腭、胃肠道、心血管、肾等部位畸形的发生。

我国胎儿神经管畸形发生率平均为 2.74‰，每年约有 8 万 ~10 万神经管畸形儿出生。北方发病率高于南方（北方约为 7‰，南方约为 1.5‰）。

据调查，在胎儿神经管畸形低发区的育龄妇女中，仍有相当一部分人体内缺乏叶酸。

补充叶酸应注意：

①从准备怀孕前 3 个月开始，备孕女性就应该注意含叶酸食物的补充，如动物肝脏、深绿色蔬菜及豆类食物。

②备孕女性还应该每日补充 400 微克的叶酸补充剂。

注意：由于长期过量服用叶酸会干扰体内的锌代谢，备孕女性最好在医生的指导下服用叶酸。

男性也要服食叶酸

服用叶酸并不是女性的专利，为了预防出生缺陷，生出聪明健康的宝宝，男性也应补充叶酸。

准爸爸从婚后开始发扬“大力水手吃菠菜”的风格，每日补充叶酸，可以提高精子质量，增加女性受孕机会。

专家解说 Expert interpretation

为什么备孕女性要在孕前 3 个月开始补充叶酸?

研究显示，妇女在服用叶酸 4 周以后，体内叶酸缺乏的状况才能得到明显改善。

妊娠的头 4 周是胎儿神经管分化和形成的重要时期，这一时期叶酸缺乏会增加胎儿发生神经管畸形及早产的危险性。

由于怀孕的确定时间是在妊娠发生的 5 周以后或者更晚，受孕者并不会意识到自己已经怀孕。因此，备孕女性至少应在孕前 3 个月开始补充叶酸。

由于叶酸补充剂比食物中的叶酸能够更好地被机体吸收和利用，专家建议，至少在孕前 3 个月开始每日服用 400 微克叶酸补充剂，使体内的叶酸维持在适宜水平，以确保胚胎早期能有一个较好的叶酸营养状态。

富含叶酸的食物

蔬菜类

莴苣、菠菜、西红柿、胡萝卜、龙须菜、花椰菜、油菜、小白菜、扁豆、蘑菇等。

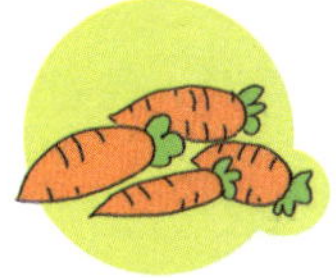

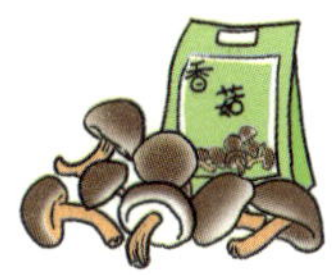

谷物类

大麦、米糠、小麦胚芽、糙米等。

豆类、坚果类

黄豆、核桃、腰果、栗子、杏仁、松子等。

动物类

猪肝、鸡肉、牛肉、羊肉等。

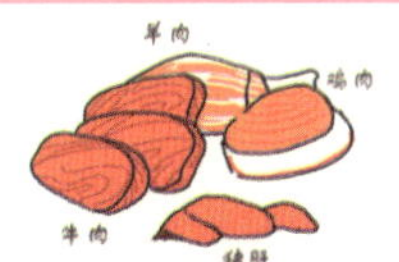

新鲜水果类

橘子、草莓、樱桃、香蕉、柠檬、桃子、李子、杏、杨梅、海棠、酸枣、山楂、石榴、葡萄、猕猴桃、梨等。

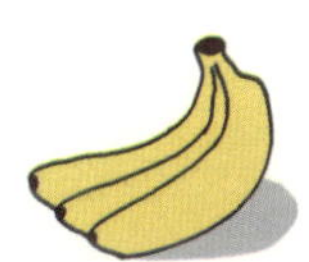

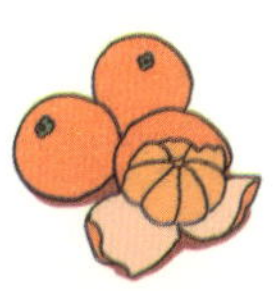

不要干扰叶酸吸收

勿过度烹调。长时间烹调会破坏叶酸，所以买回来的新鲜蔬菜不宜久放，烹饪时应先洗后切，绿色蔬菜烹煮时宜急火快炒。

不要乱服药。服用避孕药、抗惊厥药会干扰叶酸代谢，最好在孕前 6 个月停药。

补充叶酸食谱推荐

多彩芦笋

材料：芦笋 300 克，熟火腿、红柿子椒各适量。

调料：植物油、葱末、姜末、盐各少许。

做法：①芦笋洗净，削去根部；火腿切丝；红柿子椒去蒂和子，洗净切丝。

②炒锅加水烧开，加入少许植物油、盐，放入芦笋焯烫片刻后，沥水切段。

③炒锅倒油烧至五成热，下葱末、姜末爆香，随后放芦笋段、火腿片、红椒丝翻炒，最后加盐调味即可。

功效：富含叶酸、维生素 D 、氨基酸等，可调节胃肠道、促进食欲、降低血脂，对高血压、高血脂等有一定疗效。

松仁玉米

材料：嫩玉米棒 2 个，剥壳松仁 100 克。

调料：白糖、盐、植物油、葱花、水淀粉、香油各少许。

做法：①玉米棒剥粒，锅中倒水烧开，放入玉米粒煮熟沥出。

②炒锅放油烧至六成热，放葱花煸香，倒入玉米粒和松仁，加盐、糖和少许煮玉米的水翻炒片刻，用水淀粉勾芡，淋香油出锅即可。

功效：富含叶酸、钙、铁、磷、钾等，具有强壮筋骨、消除疲劳、和血美肤、润肠通便的作用。

香菇炖鸡

材料：肥嫩母鸡 1 只，水发香菇 150 克。

调料：料酒、盐各适量。

做法：①香菇泡发，洗净撕成小块。

②鸡处理干净，从背部剖开，再横切 3 刀，鸡腹向上放入炖锅中，铺上香菇块，加入料酒、开水适量。

③大火煮沸，转小火炖 1~2 小时，鸡肉熟软后加盐调味即可。

功效：富含蛋白质、多糖、氨基酸和叶酸等多种维生素，可强身健体，治疗食欲不振、身体虚弱等病症。

山药鸡蓉粥

材料：大米 100 克，山药、鸡脯肉各 50 克，鸡蛋 1 个（取蛋清），芹菜少许。

调料：盐、淀粉、黑芝麻各少许。

做法：①芹菜洗净，切成细丁；山药去皮，洗净切成丁。

②鸡脯肉洗净，剁成蓉，加盐、蛋清、淀粉拌匀，上浆。

③大米淘洗干净，入锅加清水煮开，用小火煮至八成熟时，加入山药丁、鸡肉蓉同煮，最后放芹菜丁煮至熟烂，撒上少许黑芝麻即可。

功效：富含蛋白质、叶酸、钙等营养物质，可益志安神、强身健体、增强免疫力，患有糖尿病的备孕人士也可食用。

五、“孕”气饮食榜

“食补胜于药补”，健康饮食才能孕育健康的宝宝。对于希望顺利怀孕的备孕夫妻来说，调整饮食习惯，避开饮食误区，合理安排膳食，是一种特别好的助孕方法，能让自己在享受美食带来的快乐中，成功地迎接宝宝的到来。

助孕饮食榜

各种鱼类和鱼子

含高蛋白，有助于机体制造卵子或精子。

吃法：吃鱼子时，宜细嚼慢咽。如果囫囵吞下，卵膜会因抗胃酸能力强，穿肠而过，营养难被吸收。

鱼子一次进食30~50克为宜，每周1~2次。

牛、猪骨汤

富含骨髓，有助于造血，既生卵又生精，还能改善性功能，提高性生活质量。

吃法：煮之前先将骨头敲断，烹煮时加少量米醋，能使骨髓中的有效物质更多地溶入汤中。

韭菜炒虾仁

壮阳补肾，调理男性肾阳亏衰。

鹌鹑汤

温肾固脉，可辅治体虚、子宫寒冷、不受孕者。能促进女性激素分泌，提高性生活质量。

做法：将鹌鹑2只宰杀，去毛和内脏，备用；将艾叶30克、菟丝子15克、川芎10克加清水3碗煎至1碗，用纱布过滤取汁，然后将药汁和鹌鹑用碗装好，隔水蒸熟即可。

“减孕”饮食榜

糖

过多的糖在人体内代谢时会消耗大量的钙，还会导致肥胖，影响怀孕。

大蒜

多食可能杀灭精子，影响精子数量。

腌制食品

内含亚硝酸盐，会增加身体毒素，对受孕不利。

烤牛羊肉

如果不熟，可能含有会导致受精卵畸形的弓形虫。

味精

味精的成分是谷氨酸，进食过多会影响锌的吸收，影响男性的生育机能。

烟、酒

烟会影响卵子质量，甚至导致畸形，干扰和破坏卵巢功能。而酒精中的乙醇成分可导致男性睾酮等雄性激素分泌不足，精子数量减少，活性降低；还会导致女性卵子变异、月经不调等。

助孕食谱推荐

海带拌绿豆芽

材料：海带（鲜）200克，绿豆芽200克。

调料：盐、生抽、醋、白糖、香油适量。

做法：①海带洗净切成5厘米长的丝，放沸水中煮熟，捞出晾凉。

②绿豆芽洗净，放入沸水内焯熟并晾凉，和海带丝混合。

③加入生抽、醋、白糖、香油，和适量盐拌匀即成。

功效：本道菜口感脆嫩，清凉爽口，不但维生素C含量丰富，还有排毒益孕的作用。

鸡丝豌豆

材料：嫩豌豆，鸡脯肉，鸡蛋。

调料：植物油、料酒、盐、白糖、淀粉适量。

做法：①豌豆在沸水锅中煮熟。

②鸡脯肉切丝，加蛋清、淀粉抓匀后，冷油下锅快炒。

③变色后立即下豌豆快炒。

④加料酒、盐、白糖翻炒片刻，起锅装盘。

功效：本道菜操作简单，蛋白质含量丰富，有强壮身体、增强孕力的作用。

糯米麦粥

材料：糯米约 50 克，小麦米 60 克。

调料：白糖少许。

做法：将糯米和小麦米混合加水煲 2~3 小时，加糖调味即可。

功效：此粥补中益气、补脾养肾，有助怀孕。

木耳虾皮蛋

材料：木耳（水发）适量，鸡蛋 2 个，虾皮适量。

调料：色拉油适量，食盐 4 克，蒜 5 克。

做法：①木耳用凉水泡发，去蒂洗净，放入锅中加水稍煮至柔软，备用。

②鸡蛋打散后加入干净虾皮调匀。

③热锅坐油，加入虾皮蛋液，煎熟打散。

④加蒜末、木耳翻炒片刻，加盐调味，出锅即可。

功效：黑木耳有很好的补血功效，虾皮含有丰富的蛋白质、钙和矿物质，多吃能够全面补充营养，有助怀孕。

专家诊室

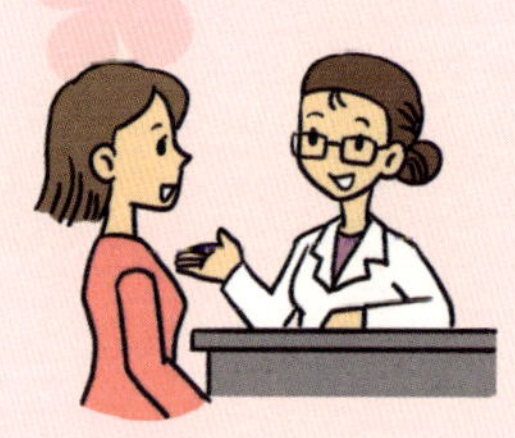

Q 有人说备孕的夫妻要多吃黑豆和维生素E，女性要少吃胡萝卜，男性要少吃黄豆。真是这样吗？

A：中医认为黑豆有养血平肝、补肾壮阳的功效，所以对备孕的男性和女性都有一定的益处。至于维生素E，可不要自己随便服用。虽然维生素E确实能提高生殖能力，但也要对症下药，在医生的指导下服用。滥用维生素E对身体也是有害的。我们日常的很多食物当中已经含有维生素E了，比如菠菜、鳄梨、橄榄油等。

说到要少吃黄豆是因为黄豆中含有大豆异黄酮，它是植物性雌激素，人体对它的吸收是比较有限的。只要不是特别大量地吃，日常饮食中食用一些是没有关系的。

至于胡萝卜，据说过量的胡萝卜素会影响卵巢的黄体素合成，使其分泌量减少。其实只要不拿胡萝卜当正餐天天吃，日常食用的量是没有多大关系的。

备孕夫妻没必要迷信那些“只要吃XX就一定能让你备孕成功”的说法，其实备孕期的饮食原则还是要均衡饮食，注意营养。偏食、太过油腻或者太过素了都不好。

Q 备孕期间一定要吃叶酸吗？多吃点菜补补行吗？

A：叶酸最好还是通过药物来补充。虽然很多蔬菜当中也含有叶酸，但我们日常的烹调方法会破坏掉其中的大部分，很难满足孕早期对叶酸的需求。所以我们国家推荐通过口服叶酸片的方式来补充叶酸。打算要小孩的女性，可以每天补充小剂量（0.4mg）的叶酸片，目前在社区的卫生服务站可以免费领取。

专家解说 Expert interpretation

如何选择和购买有机农产品？

被鉴定为“有机”的农产品几乎不含化学残留物。虽然由于土壤污染，其中可能仍含有少量化学残留物，但也比传统生产的农产品安全。不过有时候，花大价钱购买有机农产品也不一定值得。下面告诉你什么情况下适合购买有机农产品，什么情况下没有必要。

以下农产品即使认真清洗，还是会比其他农产品的农药残留要多，所以最好选择有机的。

苹果、樱桃、葡萄、桃、梨、柿子椒、芹菜、土豆、菠菜等。

以下农产品没必要买有机的，因为它们不太容易有高剂量的农药残留。

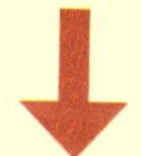

香蕉、猕猴桃、芒果、木瓜、菠萝、芦笋、西蓝花、菜花、玉米、洋葱、豌豆等。

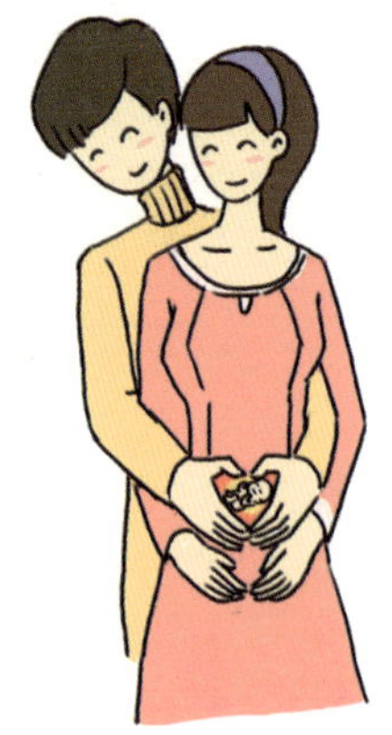

一、女性自测

1. 白带状态

□	白带量过多	专家提醒： 性行为感染可通过白带状态确认，如有“是”，需去医院做妇科检查。
□	白带气味强烈	
□	白带呈深黄色，或者呈豆腐渣状	
□	白带突然增多	

2. 月经周期

□	月经周期大于 40 天或小于 20 天	专家提醒： 月经周期、月经量和痛经程度与排卵关系密切，如有“是”，需去医院做妇科检查。
□	35 岁仍严重痛经	
□	月经血量过少，1~2 天就结束	
□	月经血量过多，要持续 1 个星期以上	
□	没有怀孕但是月经突然停止	

3. 身体状况

□	最近体重减轻了 10 公斤以上	**专家提醒：** 当“是”的数目达到 1~2 个：调整生活习惯；3 个：去医院做妇科检查；4 个：需要向治疗不孕的专科医生咨询。
□	总发生贫血	
□	极度寒性体质	
□	没有怀孕却分泌乳汁	

4. 流产经历

□	人工流产 2 次以上	**专家提醒：** 当“是”的数目达到 1 ~ 2 个：去医院做妇科检查；3 个：需要向治疗不孕的专科医生咨询。
□	流产后一直不孕	
□	反复 3 次小产	

二、男性自测

1. 射精状态

□	早上无法勃起	**专家提醒：** 当“是”的数目达到 1~2 个：调整生活习惯；3 个：去医院男科、泌尿科检查；4 个：需要向治疗不孕的专科医生咨询。
□	总是不容易射精	
□	即使能插入，也很快就射精	
□	即使射精，也没什么快感可言	

2. 精液、生殖器状态

□	精液呈深黄色	**专家提醒：** 当"是"的数目达到1~3个：去医院男科、泌尿科检查；4个：需要向治疗不孕的专科医生咨询。
□	精液的颜色微带红色	
□	睾丸似乎有点小	
□	用手触摸睾丸，感觉有点轻	

三、夫妻同测

1. 性生活状态

□	伴有性交痛	**专家提醒：** 当"是"的数目少于3个，需调整生活方式；当"是"的数目超过3个，需要去医院咨询或检查。
□	对性交有厌恶感	
□	与性伴侣没有性交经历达半年以上	
□	没有性欲	

2. 压力状态

□	一直无法怀孕生孩子，感觉到了来自周围的压力	**专家提醒：** 压力会导致内分泌失调，如夫妻回答"是"的数目加起来超过6个，就可能影响受孕。
□	工作太忙	
□	职场上有压力	
□	感觉疲劳，需要操心的事情太多	

3. 体重（BMI）= 体重（kg）/ 身高（m）的平方

□	18.5 以内：低体重（太瘦）	**专家提醒：** 引起男女不孕的原因中，有 1/10 源于太胖或太瘦。当 BMI < 18.5 或 BMI > 25 时都会影响受孕。BMI 在 18.5~25 是理想状况。
□	18.5~25：正常体重（理想状态为 22）	
□	25~30：轻度肥胖	
□	30~35：中度肥胖	
□	35~40 ：高度肥胖	
□	40 以上 ：超高度肥胖	

4. 吸烟、喝酒或咖啡状况

□	夫妻双方有一方吸烟	**专家提醒：** 香烟、酒精、咖啡因不仅会导致不孕，还对怀孕女性和胎儿有不良影响。如夫妻回答“是”的数目加起来达到 1~4 个，需调整生活习惯；5~6 个，有可能摄取过量，导致不孕；如达到 7~8 个，即使妊娠后，也有可能对胎儿产生不良影响。
□	1 天吸 20 根以上的香烟	
□	1 天喝 3 杯以上的咖啡	
□	每天饮酒	

5. 夫妻双方的病史

□	曾经患过性病	**专家提醒：** 性病和下腹部手术可能导致不孕，慢性疾病用药也会影响怀孕。如夫妻回答“是”的数目加起来超过 4 个，需去医院咨询、检查。
□	下腹部动过手术	
□	患有慢性病	
□	正在服用精神类药品或者胃溃疡药	

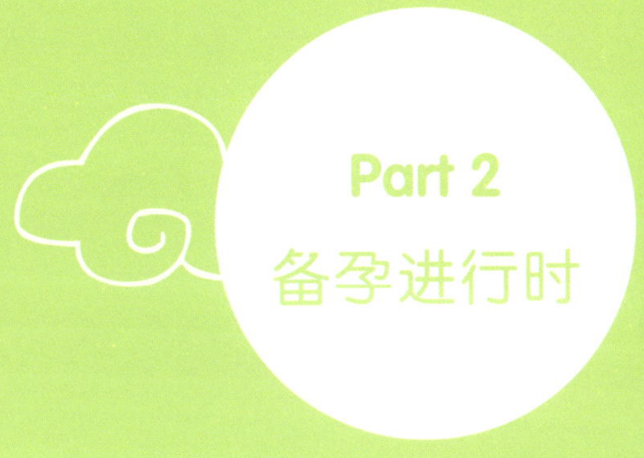

Part 2 备孕进行时

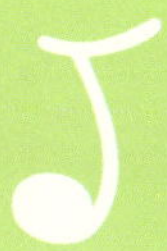

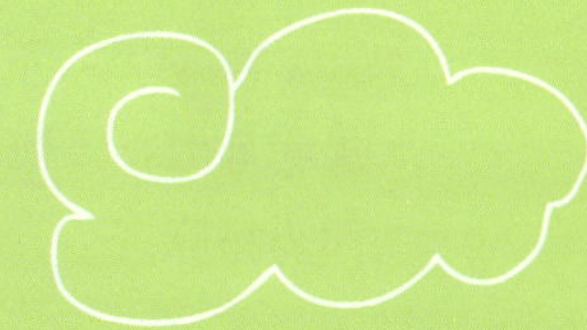

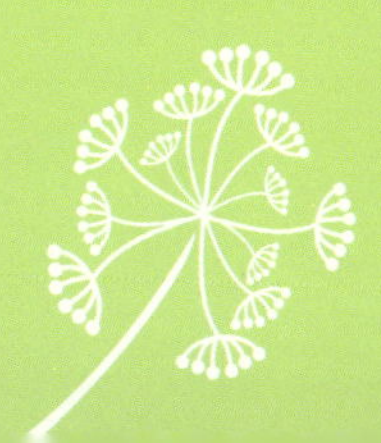

第七章
找准排卵期，轻松怀孕

一、健康卵子是受孕的前提

卵泡发育成熟

女性子宫两侧各有一个卵巢，卵巢里有许多似水状的小泡，叫卵泡。生育期每月发育 3 ~ 11 个卵泡，其中一般只有一个优势卵泡可以发育成熟并排出卵子，其余的卵泡均会逐渐萎缩、消失。

排卵

卵泡中的卵子发育成熟，逐渐向卵巢表面移行并向外突出。当卵泡接近卵巢表面时，该处表层变薄，最后破裂，发育成熟的卵子由卵泡中排出，此过程即为排卵。

专家解说 Expert interpretation

女性一生中仅有 400 ~ 500 个卵泡发育成熟并排卵，仅占卵泡总数的 0.1% 左右。

排卵与受孕源自人类繁衍的自然本能，女性在排卵期内会感觉到精力旺盛，也最有魅力和神采。男性往往会随着女性排卵期自然兴奋，产生强烈的性交欲望，以便让精子与卵子“会师”，完成自然赋予的繁殖使命。

排卵期

排卵期在两次月经的中间，一般是下次月经来潮前 14 天左右。

受孕

排出的卵子经输卵管伞部抓起，进入输卵管，卵子在排出的 15 ~ 18 小时内受精能力最强。若精子 24 小时内在输卵管壶腹部与卵子相遇，即受精，成为受精卵。之后通过输卵管运动，将受精卵送至子宫腔着床。若着床成功则妊娠开始、月经停止；否则月经按时来潮，卵巢又有新的卵泡发育，开始新的周期。

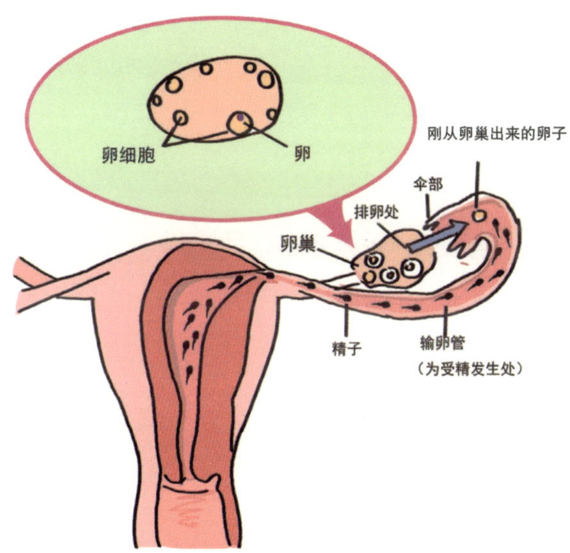

二、排卵期的确定方法

排卵约发生在月经周期的中间，卵子被排出后，若在 24 小时内没有受精便会死亡，14 天后黄体退化，维持胎儿生长的黄体酮的分泌量急剧减少，子宫内膜脱落，进入月经期。如果卵子受精，黄体酮的分泌量将增加，子宫内膜继续增厚，月经停止。那么，怎样才能知道自己是否排卵，又有哪些办法能帮我们做判断呢?

基础体温测量法

在一个月经周期内，女性的基础体温会发生周期性变化。排卵前基础体温比正常体温低；排卵时体温持续下降 0.1~0.2℃，基础体温达到最低；排卵后体温立即升高 0.3~0.5℃，一直持续到月经来潮前。所以，我们可以通过测量基础体温来确定排卵期。随后将做具体介绍。

排卵试纸法

这个方法近几年得到了广泛的普及，其成本低且操作方法简单，结果比较准确，逐渐受到职业女性的青睐，随后我们将具体介绍此方法。

宫颈黏液观察法

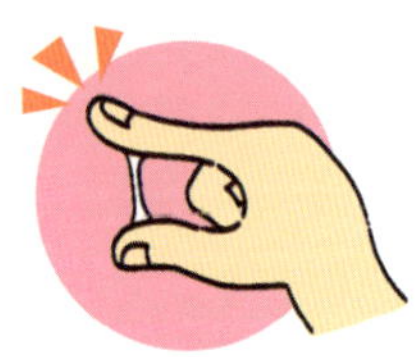

随着女性生理期的变化，子宫黏液会有黏稠或清

薄的变化，所以我们可以通过观察子宫颈黏液的状况来确定排卵期。接近排卵期时，由于雌激素的作用，黏液量增多且变得清亮滑润而富有弹性，拉丝度高且不易拉断，状同鸡蛋清；排卵之后，宫颈黏液则稠厚而量少。

月经周期推测法

对于月经规律的女性，排卵日期一般是从下次月经来潮前的 14 天开始计算。从下次月经来潮的第 1 天算起，往前数 14 天就是排卵日。

排卵日及其前 5 天和后 4 天加在一起称为排卵期。

排卵期会受疾病、情绪、环境及药物的影响，测算时须注意这些因素。现在网络上有不少测算软件计算结果都很精准，可以下载使用。

超声波检查法

对于月经规律的女性，更精准的测算办法是借助医院的阴式 B 超，观察卵巢的大小，测定卵泡的大小，推定排卵期。

可以利用月经周期法推测一个大致的排卵日期，在接近排卵日的某一天到医院做 B 超进行卵泡测定，通过观察卵泡大小确定排卵日期。

专家解说 Expert interpretation

一般情况下卵泡约为 2~3 毫米大，接近排卵日时会逐渐增大，排卵当天会增大至近 20 毫米。

根据排卵期身体出现的症状判定

出血

排卵期时成熟的卵泡破裂并排卵后，雌激素水平急剧下降，难以维持子宫内膜生长，引起子宫内膜表层局部溃破、脱落，导致少量出血。一般情况下这种出血量很少，肉眼几乎观察不到。如果有明显的出血症状，需到医院检查，排除生殖道患有其他疾病的可能。

腹痛或者腰痛

卵子发育成熟后，从卵巢游向输卵管大约需要 1~2 分钟，会有轻微出血。如出血部位为腹膜，女性就会感到一种隐约的疼痛，医学上称之为经间痛。不过由于各人感觉不同，有人是一侧腰部一阵阵发酸，有人是感到腰胀，还有人则无任何不适感。

食欲下降

有研究表明，女性在排卵期的食欲是月经周期中最低的。

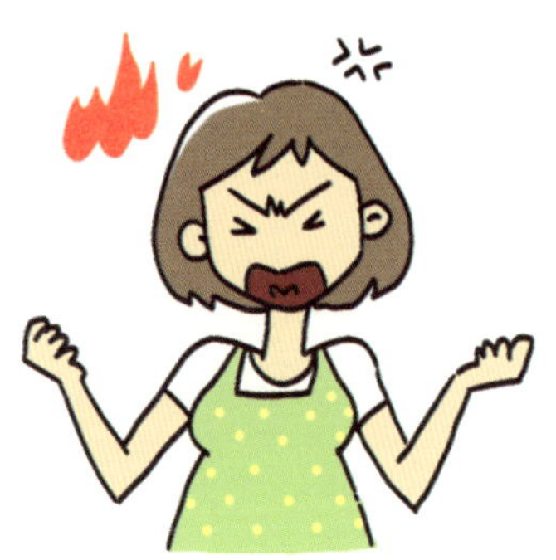

情绪急躁

有部分女性在排卵期会出现急躁、忧郁、嫉妒心强、多疑等情绪。

三、基础体温测量法

基础体温是指经过充分睡眠，清晨醒来后，体温尚未受到运动、饮食或情绪变化等影响，未起床时测出的体温。

测量基础体温注意事项：

①连续测量 3 个月经周期的基础体温，就能够推测出较准确的排卵日期。

②养成制作基础体温表的习惯，更好地掌握自己的排卵期。

③根据基础体温可以大略推测出排出卵子的质量优劣。如果基础体温高温期较长，能够持续 13~14 天，那么就表示卵子的质量不错。

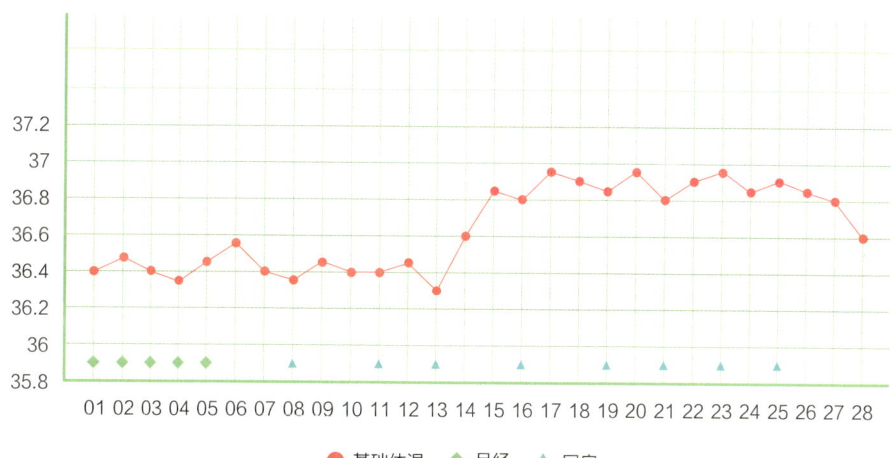

从基础体温曲线图如何了解有无排卵：

如与上图相似，排卵前后基础体温曲线呈上下波动的双向变化，说明有排卵；如基础体温曲线平坦无变化且呈单向型，说明无排卵。

需要提醒的是，如果3个月都是单向体温，应去医院做B超进行排卵监测。

四、排卵试纸的使用要点

正常女性尿液的黄体生成素（LH）会在排卵前24~48小时内出现高峰值，使用排卵试纸掌握黄体生成素出现高峰值的时间段，就可以准确地测算出排卵的时间，帮助受孕。

排卵试纸的使用时间

一般来说，排卵前2 ~ 3天及排卵后1 ~ 2天为易受孕期。

①月经周期规律的女性。

排卵日一般在下次月经开始前14天左右，备孕女性可在此期间连续5天使用排卵试纸检测排卵。

②月经周期不规律的女性。

月经周期为28天左右的女性，可在月经结束一周后，每天使用排卵试纸检测。

专家解说 Expert interpretation

排卵试纸使用注意事项：

①月经周期越短，开始测试的时间应越早。

②一天之内的尿液均可检测，通常不可使用晨尿。

③使用早 10 点至晚 8 点的尿液最佳。

④在连续几天的检测过程中，每天应尽量采用同一时间的尿样。

排卵试纸的使用方法

将尿液收集在干净、干燥的尿杯中，把试纸标有 MAX 箭头的一端浸入尿液中。

注意：不要使尿液高过箭头所指的横线，保持 30 秒钟后取出平放。

使用时应严格遵照使用说明，在规定时间内读取结果，超过或者少于规定时间，结果均无效。

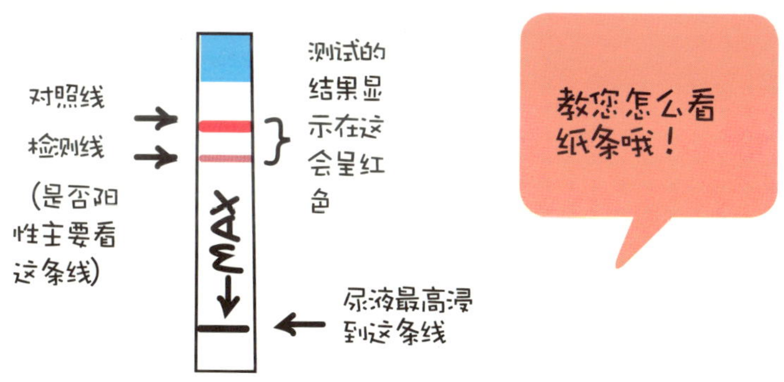

了解检测结果

排卵试纸呈阳性，说明会在 1~2 天内排卵。

当试纸上出现浅红色线时，第二天可增加测量次数，红线颜色越深，说明排卵期越近。

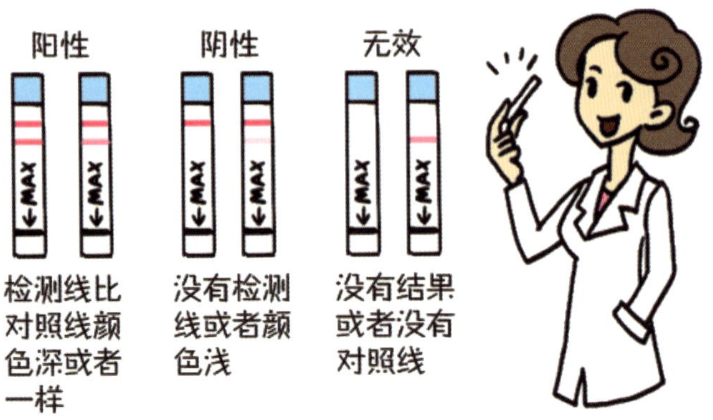

专家诊室

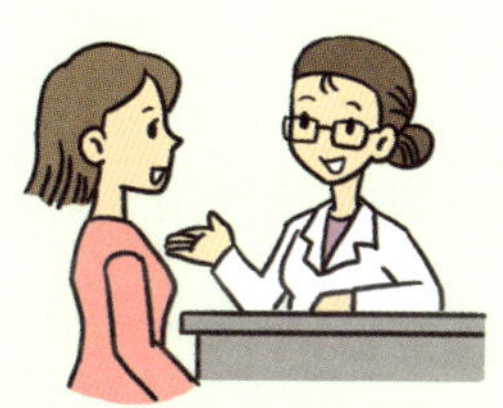

Q 我排卵后 15~16 天一定会来月经；高温区和低温区能相差 0.3~0.5℃，但是体温不会骤然升高，要三五天才爬高，来例假的时候也不会骤然降下来，需要三五天才能缓慢到达低温。这是为什么？对备孕会有影响吗？

A：不管是高温低温不明显，还是高温持续时间不够长，或者是月经到了该来的时候还是不来，都属于黄体功能有问题。

排卵后体温不爬坡，可能是因为体内没能足够快地分泌相当浓度的黄体素，因而导致体温上升缓慢，通常也代表着排卵状况不佳。没有受孕时，黄体素的浓度会因为子宫内膜即将脱落而急速下降。如果体温下降速度缓慢，说明黄体功能不佳。

当然，我们不能仅因 1 个月的基础体温如此就下结论。体温容易受很多因素的影响，如天气、情绪等，至少应该连续记录 3 个月的基础体温。如果每个月都有这样的现象，我们再怀疑是否是激素的问题。可以在月经来潮前的 3～ 5 天检查一下激素六项。

我坚持记体温，月经后第十天开始用排卵试纸，同时观察白带拉丝情况。但我发现体温、排卵试纸和白带拉丝情况并不一致，那么排卵期到底以哪个为准？

Q

A：白带拉丝的同时，基础体温达到最低点，排卵试纸出现强阳，这是最理想的状态。

三种情况很少同步，尤其是基础体温和排卵试纸，它们更很少合拍。因为体温受很多因素影响，而且在排卵前三天和排卵后三天都有可能出现最低体温。

相比较而言，排卵试纸的准确度更高——90.9% 的人会在排卵前一天出现强阳，4.5% 的人强阳出现在排卵当天。

若这三种办法都不能精确地找到排卵时间，那么医院的 B 超监测是不是能更准确地找到排卵时间呢？

B 超确实能观察到卵泡的发育情况，医生也会给出同房的时间建议，但是具体几点几分排卵依然是一个未知数。

排卵是一个很复杂的过程，卵泡发育到一定大小后，它可能排出来，也可能没有排出而直接黄素化了。

当然，也不是说要完全把这些方法抛在一边，只是我们不要太执着于这些方法。放轻松，夫妻双方要好好享受其中的过程，不要把怀孕变成一项任务。

找准排卵期，顺利怀孕

上午一对夫妻刚刚抽血确定妻子怀孕，他们就是利用排卵试纸结合基础体温来确定排卵期的。

第一个月，妻子只记录基础体温，并在最低温的当天与丈夫同房，后面也没有再同房。其实，按照黄体期固定 14 天计算，排卵期应该推后 4 天的。很自然，第一个月没有成功。

基础体温虽然科学，但是由于测试条件非常苛刻，体温容易产生波动，一般人仅凭它找准排卵期确实很难。

第二个月，他们就开始用“排卵试纸 + 基础体温法”来找排卵期了。妻子的月经周期是 31~32 天，于是在月经来潮后的第 13 天，开始每天下班后用排卵试纸检测，一直到测出强阳，然后安排同房；而体温也在第二天到达了最低点，于是他们在隔天又安排了同房。

不要一测到强阳，就连续三四天每天安排同房，因为精子的生长需要一个周期。

Q 跳绳有助于排卵吗？有人说月经干净了以后一直跳绳，跳到同房日，有助于排卵。

A:在回答这个问题之前，我们先看看排卵机制。

当成熟卵泡发育到一定阶段，会明显地突出于卵巢表面，然后卵泡液激增，内压升高，突出部分的卵巢组织愈来愈薄，最后破裂，次级卵母细胞及其外周的透明带和放射冠随卵泡液一起排出卵巢，这一过程称为排卵。

虽然排卵的详细机制和细节目前还不是很清楚，但排卵前后，体内 FSH、LH、雌激素等激素会出现有规律而激烈的变化，黄体形成。

可见，作用于排卵机制的是体内的激素，而不是跳绳等外部运动。

Q 是不是比较胖的人比较容易多囊，难怀孕？有人说多囊促排后怀孕，容易发生流产和胎停，好担心啊。

A: 体重超重的人多囊的发生率确实会高一些，因为这类人的内分泌容易失调，体内的睾酮会偏高一点儿。我现在就有一个病人因为多囊怀不上孕，正用药呢，现在是用药的第三个月，正在监测排卵。也有一个多囊的病人用药后就怀孕了。

但不能说体重超重的人就一定会多囊，有很多体重超重的人非常正常地怀孕，也顺利分娩了。我们需要特别注意的是突然间的体重增加，这可能是身体发出的警示信号。

多囊促排后怀孕，流产的发生率确实会高一点儿，这主要是因为多囊患者的卵巢功能出现了问题。怀孕早期胎儿的生长需要卵巢分泌大量的雌激素和孕激素，所以会对胎儿有一定的影响。促排怀孕的孕妇，孕早期就要检测 HCG 和孕酮的值，提早干预。

Q 什么是多囊卵巢综合征

A: 多囊，全称叫作多囊卵巢综合征（PCOS），是最常见的妇科内分泌疾病之一。在临床上以雄激素过高的临床或生化表现、持续无排卵、卵巢多囊改变为特征，常伴有胰岛素抵抗和肥胖。

PCOS 的病因至今不明确，可能是由于某些遗传基因与环境因素相互作用所致。内分泌特征有：雄激素过多；雌酮过多；黄体生成素/促卵泡生成素（LH/FSH）比值增大；胰岛素过多。

PCOS 多起病于青春期，主要临床表现为月经失调、排卵障碍导致的不孕、雄激素过量（多毛、痤疮）和肥胖。

Q 看到好多人都是因为胖引起的多囊，有没有人和我一样是“瘦多囊”呀？我是高胰岛素导致的多囊。

A：高胰岛素导致的多囊越来越多了，这跟不良的生活习惯有一定的关系。病人当中大部分是不爱运动的，平时情绪紧张、压力大，还有一部分人特别爱吃油腻的东西。当然，也有相当一部分人属先天性的。这些原因导致了内分泌失调，造成卵巢功能不好，出现排卵障碍。

这样的病人经过一段时间的药物治疗或者通过调整生活习惯，是可以自然怀孕的。比如不爱运动的增加运动量，保持科学均衡的饮食习惯，工作压力太大就换一个压力小点的工作，调整心情，规律作息。

Q 打算明年 6 月生宝宝，请问现在打瘦脸针有影响吗？

A：我不太清楚瘦脸针的成分是什么，也不清楚有没有做过针对胎儿的试验，不清楚它对胎儿有没有影响，所以我建议最好还是不要冒险。除非你很清楚瘦脸针的成分，并且就这些成分咨询过专业人士，确定它对胎儿是安全的。

Q 我们两口子都没有查出明显的器质性的病变，但几年来始终没法顺利怀孕，难道是压力太大了？

A：从不孕不育的数据来看，夫妻一方有明确疾病的占了35%~40%，另外有20%则是病因不明。压力大应该占了主要的因素。现在女孩子是“一根蜡烛两头烧”，一方面扮演着职场精英的角色，另外一方面又背负着生育的压力，往往会越想怀孕越难怀孕。殊不知，精神过度紧张容易导致内分泌功能紊乱或者排卵障碍。要想拥有健康的卵子和规律的排卵，还得放松心情，不要得失心太重。当一个人心情好、精神好的时候，身体才会达到最佳状态。那种为了怀孕彻底抛弃工作，或者为了工作彻底不关注身体状态的行为，都是不可取的。

第八章
增加受孕概率，迎接天使来临

一、助孕的同房姿势

平躺仰卧腰垫高

传统的男上女下方式是女方受孕的最佳体位，如女方用枕头将腰部垫高，射进去的精液不容易流出来，可增加受孕概率。

背后位

女方将膝盖弯曲跪起，身体向前倾，用手来支撑身体重量，臀部往上翘；男方可以选择站立或者跪着，双手抱住女方腰部，将阴茎从后方插入女方的阴道。

这种体位男方比较容易发力，精液能射到距离子宫颈口较近处，能加大精子命中率。

专家解说 Expert interpretation

排卵前后，宫颈黏液变得稀薄而有弹性，成为精子游动的完美媒介，帮助它们游过阴道、穿过宫颈、到达子宫，最后和在输卵管里等待的卵子结合。除非精子运动出现障碍，否则无论采用何种体位，精子都会到达目的地。

同房后需注意：①减少性交后精液的流出，延长精液在阴道的存留时间，能给精子创造最有利的条件。

②做爱后，女性不要立刻从床上跳起来去冲澡，应躺在床上抬高腿休息。

二、同房频率误区

误区一：同房频率越高越易怀孕，排卵期每天同房

男性的精子在睾丸内发育成熟，一般需要一个星期的时间。同房频率太高，精子数量和质量难以保证，影响受孕和精子的质量。

误区二：为了保证“命中率”，平时 “养精蓄锐”，排卵期才同房

这样同样不恰当。长时间的“养精蓄锐”会造成精子老化、活力降低，不利于受孕。

误区三：斤斤计较排卵期，同房时间精确到分秒

人不是机器，不能分秒不差地确定真正的排卵时间，过于计较容易引起身心紧张、内分泌失常，反倒影响受孕。

误区四：润滑剂能让精子更容易到达输卵管

这是完全错误的。润滑剂会改变阴道内的 pH 值，这样的环境不利于精子存活。所以，在准备怀孕的时候，一定要停止使用润滑剂。

专家解说 Expert interpretation

如何保障男性生殖器官的安全?

当男性剧烈运动(包括踢足球、打篮球、骑马等)时,记住带好保护装备以保护生殖器。

一些专家认为,长时间骑自行车时,自行车座会对生殖器产生持续的压力,从而损害动脉和神经。

如果你曾感到生殖器有麻木感、针刺感等不适症状,可以考虑换个车座或者间断性地离开车座站起来骑,这都是在备孕阶段需要注意的。

三、浪漫气氛有助成功受孕

夫妻间是否情投意合,与后代的智商息息相关,而且做爱过程中如果女性能达到性高潮,能大大增加受孕概率。

首先,性高潮会使女性阴道充血,阴道的分泌物增多,增加分泌物中的氨基酸和糖分等营养物质,给进入阴道的精子提供营养,让精子运动能力增强。

其次,阴道口变紧,阴道深部皱褶伸展变宽,有助于储存精液;而紧闭的子宫颈口也将松弛,方便精子进入。

最后,性快感与性高潮促进子宫及输卵管收缩,有助于精子上行。

因此,如果希望尽快怀孕,夫妻双方做爱时就要充分酝酿情绪,保持心情愉悦,最好同时达到高潮。

怀孕不仅是精子和卵子的结合,更是爱的结合。如果性生活成了一种任务,双方关系可能也会变得有些紧张。

你测试到排卵期来临，正在摩拳擦掌积极准备，而你老公则由于工作繁忙、身体疲惫不适宜做爱时，你可能因为错过最佳时机而对他有所埋怨。同样，当男性正意兴盎然，准备跟你享受一番时，你却匆匆跑去厕所检查宫颈黏液是否适合怀孕，显然他也会觉得夫妻生活索然无味。其实，你们完全可以不用这样。

当你们准备怀孕时，可以多想一些让自己感到更放松的事儿。

比如，“AA 终于不用戴套套了”，“终于不用担心意外怀孕了”，“我们可以增加 AA 的频率啦”之类，至于宝宝嘛，自然水到渠成会到来啦。

能营造同房气氛的小细节

- 增加有情趣的装饰品，如在床上撒玫瑰花瓣。
- 穿性感情趣睡衣。
- 巧克力是最有用的性生活催化剂，在做爱之前食用有助于燃起双方的欲望。
- 尝试新鲜的地方。如空气清新、环境浪漫幽静的郊外。
- 喝点葡萄酒。丹麦的科学家最新研究发现，经常喝葡萄酒的女性受孕更快。

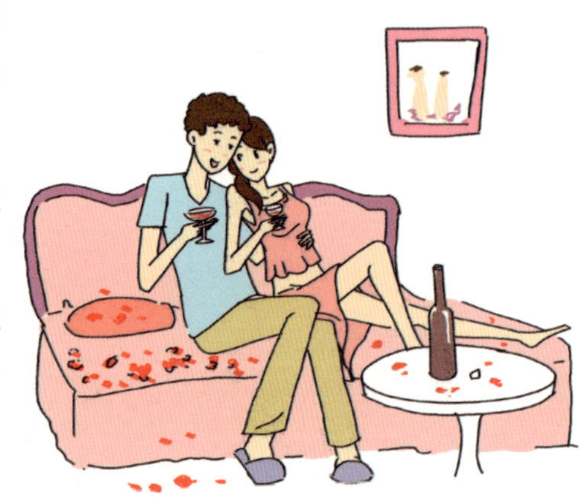

四、最佳受孕时间

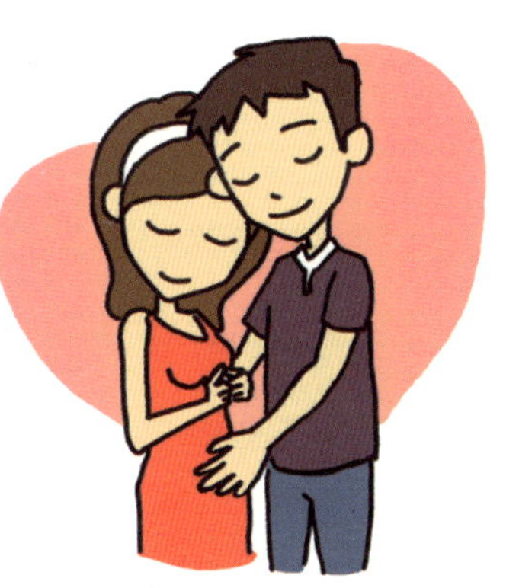

一年之中受孕最佳季节

理论上来讲，受孕的最佳季节是7月下旬到9月上旬近2个月的时间。

9~10月正值秋高气爽，气候温暖舒适，睡眠和食欲不受影响，又是水果上市的黄金季节，对孕妇营养的补充和胎儿大脑发育十分有利。

冬季我国北方普遍需要燃烧排碳量大的燃料取暖，所以室内外空气污染比较严重，对早期胚胎发育不利；而南方天气潮湿，冷气重，没有暖气，寒冷的湿气不利于受精卵发育，所以冬季不是受孕的最好季节。

春季气温回升，各类蛰伏一冬的病菌大量繁殖和生长，病毒性疾病的发生增加，也不利于早期胚胎发育。

专家解说 Expert interpretation

不必拘泥于哪个季节怀孕

事实上，我们计划怀孕和实际怀孕的时间是不可能吻合的。

健康的25岁女性平均需要6个月的尝试才能受孕，随着女性年龄的增加，怀孕需要的时间也相应延长。

因此，你计划的最佳季节未必能够成功怀孕。不过你真的不必灰心丧气，哪个季节都有人怀孕，哪个季节也都有人生孩子，而绝大多数宝宝都能够健康长大。

一天之中最佳受孕时机

从女性方面来讲，在排卵日做爱容易受孕。所以，只要我们找准了排卵日，就知道了最佳受孕日，怀孕就变得容易多了。从男性方面来讲，有研究发现，一天中的下午 5 ~ 7 时，75% 的男子，无论是精子的数量还是质量都达到峰值。

最佳受孕年龄

女性最佳受孕年龄：25 ~ 29 岁

此年龄段是女性生育的黄金时期，卵子质量最高，产道弹性好，子宫收缩力强，容易受孕，怀孕后发生流产、早产及出现死胎和畸形儿的概率都大大低于其他年龄段。而且这个时期女性的孕期并发症，如妊娠高血压、妊娠糖尿病的发生率也远低于其他年龄段。此年龄段不但顺产率高，生出的宝宝健康状况也普遍比较好。

男性最佳生育年龄：30 ~ 35 岁

这一时期的男性大多体力和精力充沛，身体各方面情况都比较好，是精子质量和活性最好的时候。而随着年龄的增加，男性精子的活力会逐步下降，从而使源于精子染色体异常的胎儿先天缺陷的发生率增加。

专家解说 Expert interpretation

有科研机构声称，清晨精子的质量确实比较高，但目前没有临床的证据来说明具体在什么时段做爱可以增加怀孕概率。那么，就根据自己和伴侣的喜好，好好享受一场吧。记住，女性只能在排卵日前后受孕，而男性的时间，就相对随意很多啦。

专家诊室

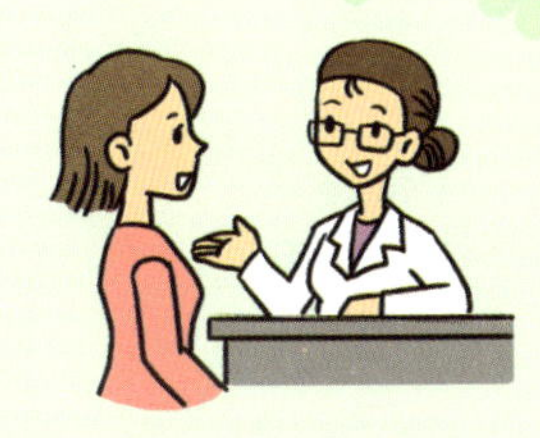

“不生孩子就生病”

年轻人好像特别容易怀孕。前两天一个姑娘苦恼于意外怀孕而询问我的意见。她在月经结束后第三天发生了没有保护的性行为，结果怀孕了。她其实正是要孩子的好年纪，29岁，第一次怀孕，也已经领证了，本来预备明年春节办婚礼的。但她倾向于不要这个孩子，因为经济条件不成熟：老公在读博，明年才毕业，没有收入；自己在私企，怀孕对职业发展影响很大，产假期间只有基本工资，收入将大幅减少；还刚买了期房，每个月房贷近一万，同时要支付房租。

这个姑娘的苦恼在年轻人当中应该很常见，但我还是建议，既然怀上了，又领了证，最好能留下孩子。第一胎顺利了，以后再生孩子大多会很顺利；但第一胎就做流产手术的话，后患和副作用都是比较大的。我就有不少病人，二十几岁第一胎流掉了，三十几岁再也怀不上了。如果男女双方确实相爱，就不妨留下这个上天恩赐的礼物吧！经济上，可以让丈夫多承担一些，读博期间能不能找找兼职；同时双方父母能不能也帮衬帮衬，毕竟只是一个短期的困难。大家都辛苦一点儿，节衣缩食一两年就能渡过难关了。

不要以为孩子是什么时候想要就能要得上的，目前容易怀上不等于将来也容易，等到什么条件都具备了再想要个孩子的时候，可能你的身体已经有了变化：或许生殖系统的某个器官出现了故障，这样你就得花费大量的财力和心力去医治；年龄越大生殖能力越弱，你的时间很紧迫，心情也会越来越紧张，内分泌也跟着失调了……最后，你可能不得不借助辅助生育手段。但是，试管婴儿成功率也不是百分百的。

我的身边就有很多活生生的例子。有对夫妻都结婚十多年了，妻子今年都 40 岁了。以前他们都是坚定的丁克族，觉得没有孩子才能更好地享受生活。前年的一次例行体检中，妻子查出宫颈 CIN3 级（子宫颈上皮内瘤变 Ⅲ 级），同年做了 leep 手术；3 个月后复查，幸运的是 TCT 和 HPV 都转阴了，于是立刻备孕，迫切地希望有个自己的孩子。但世事哪会这样遂心，现在都 7 个月了，还是没有成功。而且这么大的年纪，就算做试管婴儿，成功率也远不及年轻人啊。

所以我经常劝年轻的姑娘早些生孩子，因为“不生孩子就生病”啊！

Q 备孕成功跟同房的姿势有多大关系啊?

A: 正常性生活是没有关系的，趴着仰着都没什么事。像子宫后倾或后屈的女性，同房后可以在腰下面垫点东西，稍微抬高一点儿，做完爱躺 20 分钟左右。有的人做事太认真了，备孕这件事也一样，每次同房总是用所谓的“易孕”姿势，事后还要靠墙倒立 1 小时……一切完全成了任务，一点儿乐趣都没有了。其实质量好的精子活力是很强的，它会自行游动去找到卵子。如果精子连这点本领都没有，又怎么保证日后胚胎的质量呢?

第九章
好心情带来好“孕”气

一、调适备孕情绪

积极的心理状态是备孕的催化剂

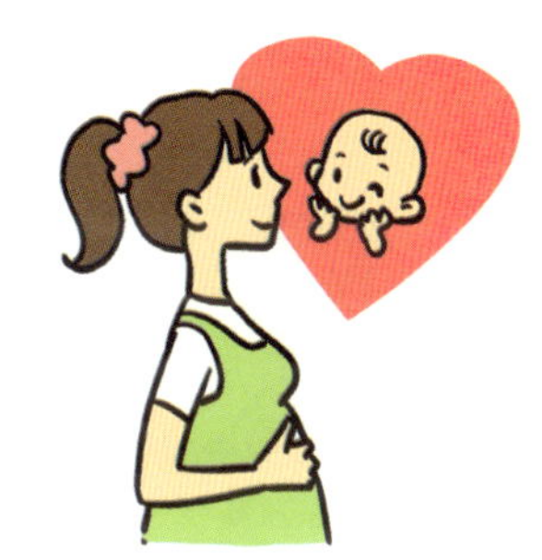

人处于忧虑、痛苦、紧张状态下会出现记忆力减退、失眠、情绪失控，甚至内分泌失调等症状，而不少备孕夫妇患得患失、紧张焦虑、顾虑重重，形成越想怀孕越难以怀孕的局面。

负面情绪的影响：①影响精子或卵子的质量，增加备孕难度。即使怀孕，也会干扰激素分泌，影响胎儿生长发育。②所以为了备孕成功，需要打起精神，调整心态，平衡情绪。

改善负面情绪，激发备孕正能量

备孕期间常见的负面情绪

- 紧张情绪：特别是对于多次备孕失败的夫妇，谈“孕”色变是常有的现象。
- 忧郁情绪：特别是对于职业女性，担心孕后会有诸多不便。
- 失落情绪：急于求子的同时认为自己受到了冷落。
- 亢奋情绪：面对新生活来临而过于焦躁、激动、兴奋。

改善低迷情绪有方法

1 多娱乐

多运动、旅游。多在外面走走，做家务有利于身体健康和心情愉悦。

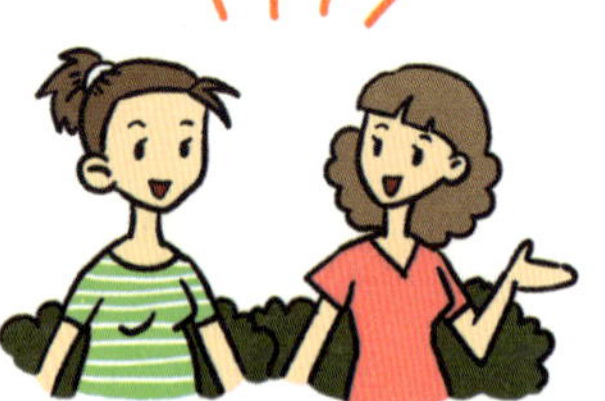

2 多咨询

遇到受孕问题时，与长辈、知己、有经验的过来人交换心得，采纳经验。

在自己认为是天大的问题，对于别人来说，也许不是问题。了解更多信息后，会更好地掌控情绪，轻松释然。

3 做家务

夫妻一起打扫房间，改变一下卧室布局，将卧具置于通风处……做家务的同时，又增进了夫妻的感。

4 心情放松

看一些温馨的电视剧，放松心情，增加受孕信心。特别是对于有紧张情绪且曾备孕失败的女性来说，克服紧张情绪尤其重要。

5 多吃水果

尝试吃一些平时不常吃、对身体有益的水果来刺激味觉，增加自我愉悦感，平衡身体所需营养。

6 写日记

用日记记录每天发生的趣事，在烦恼的时候可以拿出来阅读，回忆曾经的快乐和正能量场景。

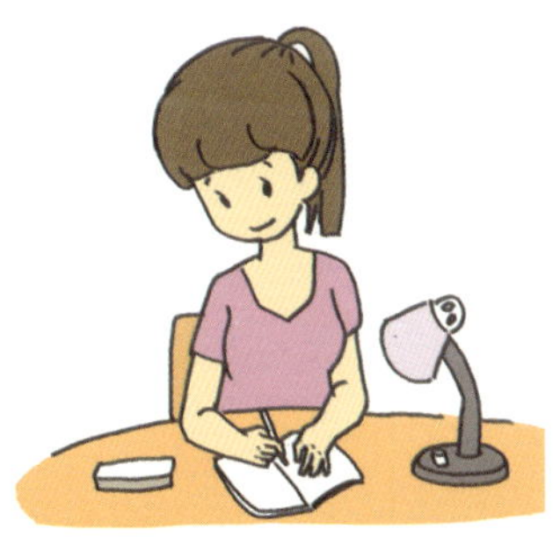

7 改变想法

很多时候情绪受想法影响，当我们的想法、认识发生改变时，原来让我们生气、忧虑的事就不值一提了。所以，处事要豁达，不必斤斤计较，更不要钻牛角尖。

有这么一则寓言故事——一个老太太有两个儿子，一个卖伞，一个卖扇。她总是发愁，因为晴天的时候卖伞的儿子没生意，而雨天的时候卖扇的儿子没生意。邻居得知后劝她：“你为什么不反过来想呢，无论是阴天还是晴天，你的两个儿子总有一个有生意。”

8 转移注意力

做一些喜欢的事转移注意力。做一件高兴或喜欢的事，如洗温水浴、浇花、听音乐、欣赏画册、阅读或去郊游等，会让你对生活重拾信心，是消除担心、紧张、抑郁或烦闷情绪的好办法。

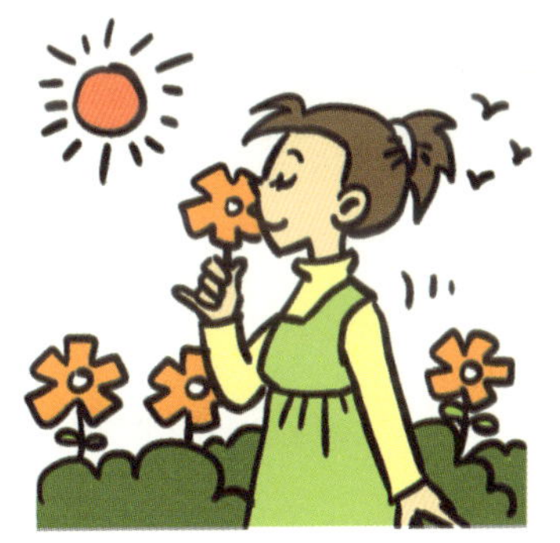

二、怀孕前的心理准备

孕育和生养对于女性来说真的是一个比较大的人生变化，所以不少女性孕前总会经历这样的心理斗争过程：不想要——想要——怕要——还是要吧。这种心理现象是完全正常的。如果在备孕期就做好充分的心理准备，相信变化来临时就更能从容应对。

积极面对早孕反应

妊娠早期（停经 6 周左右）大多数女性会出现早孕反应，即胃酸分泌减少及胃排空时间延长，导致头晕、乏力、食欲不振、喜酸味食物或厌恶油腻、恶心、晨起呕吐等现象。早孕反应最迟到 12 周时自然停止。不惊慌，不烦恼，保持轻松愉快的心情，能减轻早孕反应。

出现妊娠纹、妊娠斑别烦恼

怀孕后受激素变化的影响，出现妊娠纹、妊娠斑是正常现象，不要因此而垂头丧气，甚至产生厌恶情绪。

产后妊娠纹、妊娠斑的处理要点：

① 通常大部分孕妈妈的妊娠斑会在宝宝出生后逐渐地淡化直至消失。

② 妊娠纹随时间推移会变得不太明显，但不会完全消失。怀孕之前经常进行腹部肌肉锻炼的女性，很可能没有妊娠纹。

应对孕中妊娠纹、妊娠斑的方法：

① 备孕时多做运动增加皮肤弹性，多喝水排除体内毒素，是极好的预防方法。

② 怀孕后即使出现了皮肤问题，也不要害怕，可找医生咨询解决办法。

③ 护肤方面，如果每天使用一些妆食同源的蜂蜜、牛奶、黄瓜等护肤，也有助于减少妊娠纹、妊娠斑。

培养个人新爱好

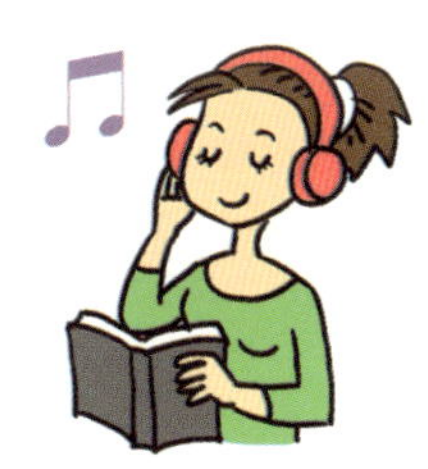

剧烈刺激、高分贝的活动是不适合胎儿的，怀孕后需要保持安静和平和，所以好动的女性可能觉得受限制，需要适应。为此，备孕时可以开始培养新爱好，以使自己习惯居家和承受寂寞。像阅读、欣赏舒缓轻柔的古典音乐就是不错的选择。

了解孕期筛查，减少孕期困扰

孕期筛查是现代医学为母婴健康保驾护航采取的必要措施，勇敢面对、积极配合是一种负责的态度。备孕女性可在孕前预先学习一下各种孕期筛查的基本知识。比如，唐氏筛查是针对什么情况，需要怎样配合医生，结果何时出来，等等。

不害怕分娩痛苦

有的女性不想要孩子，主要是因为害怕面对分娩时的阵痛。其实，今天现代医学已经拥有了许多安全可靠的方法来解决或减轻分娩时的阵痛。备孕女性可在孕前多咨询、多了解这些免痛缓痛的方法，让自己能够以积极的心态来面对分娩。

坚定母乳喂养的信心

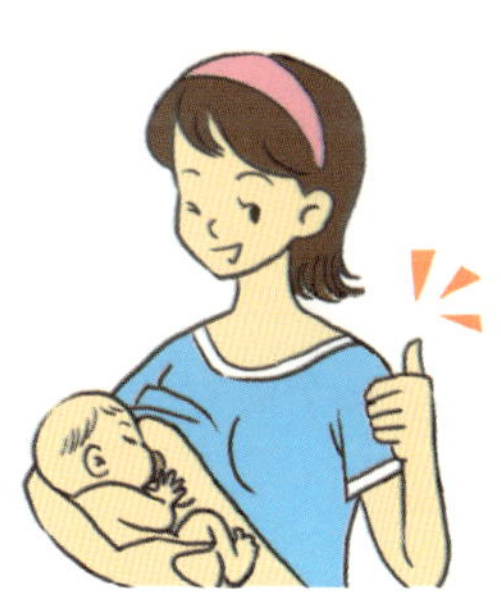

母乳喂养是一种让母婴皆受益的哺育方式。据统计，坚持母乳喂养的女性患乳腺疾病的概率比非母乳喂养的女性要低 1/3。备孕女性提前学习母乳喂养的方法，做好准备，可大大提高母乳喂养的成功率。

专家诊室

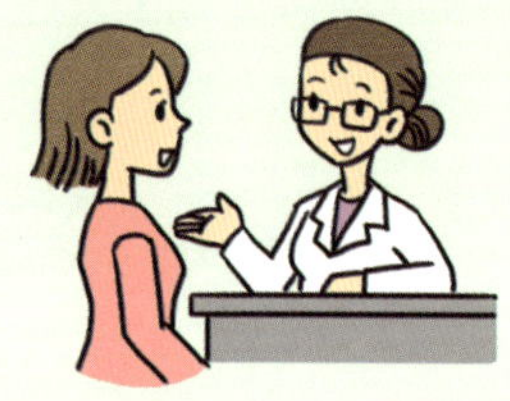

怀孕绝非仅是技术活儿

孕育生命是一件很奇妙的事情，你越急迫，越难实现，某一天你放轻松了，宝宝反而不期而至。我看到过很多这样的夫妻。

2014 年不是马年嘛，我的一个病人，从前一年开始就促排卵，铆足劲要怀一个马宝宝，结果一直到 2014 年 4 月都没怀上。我就说她："你着什么急啊，羊就羊呗。"她丈夫也安慰她，说不要着急，"羊宝宝"挺好的。结果，5 月就怀上了。

还有我一个病人的朋友，结婚 3 年了，不明原因的不孕。我的病人就对她朋友说："找姜大夫看看吧，她人非常亲切，跟她聊聊，找找原因。"她朋友说："好，等我这次月经干净了就去。"没想到当月就怀上了。

更极端的例子是，有些夫妻，本来就要去做试管婴儿了，结果旅游一圈回来就发现怀孕了。

情绪紧张、心理压力大，就没有办法真正投入其中；当你把生孩子的目的放在一边，全身心享受整个过程，反而容易怀孕。这就是为什么有人一次行房就意外怀孕，有人结婚三四年没有孩子，但抱养一个小孩后很快就怀孕了。

Q 全职备孕可行吗?

A: 受孕需要顺其自然，你为了怀孕把工作给辞了，完全没必要，那样反而压力更大。因为谁知道什么时候怀上孕啊！你可能当月怀孕，也可能一年以后，也可能两年以后。每天在等待中，等不来就会很烦恼、很煎熬，这种状态下反而更难怀上孩子。

除非工作环境不利于怀孕，比如有的人工作中要接触化学品，或者要暴露于高强度的辐射下，这种情况确实应该换岗或者干脆辞职。我也有病人辞职备孕的，但她是有原因的，她的公司要整体搬到其他城市，需要夫妻两地分居，这肯定不利于备孕，于是她就辞职了。

Q 别人都是一受刺激月经就回去了，不来了，可我是一受刺激月经就来了。发怒、悲伤、心情不好、碰冷饮，反正不知怎么就又流血了，真是莫名其妙啊！三十几岁了，看着比自己小的人都有孩子了，压力大啊！

A: 这种情况在临床上也挺常见的。建议先上医院检查，看看是功能原因还是精神原因引起的。

如果是功能原因，比如子宫内膜有问题，或者子宫内长肌瘤了，就看看这些问题能不能解决；如果是精神方面的原因，就好好调整心情。压力太大不利于备孕成功，心情轻松没准就“中奖”了。

心情好，“孕气”才好

据我在门诊中的经验，近些年怀孕困难的夫妻比以前多了不少，除了现在年轻人普遍晚婚之外，心情对备孕效果的影响绝对不能忽视。

现在的年轻人，很多谈对象都晚，好不容易结婚了也三十多了，家里的老人立刻催着抱孙子。那就开始备孕吧，可这头还有工作呢，压力不小；还有环境污染、食品安全问题，会不会影响精子、卵子的质量，这也必须要考虑到……本应该幸福甜蜜的备孕过程，结果被重重压力和焦灼笼罩。经常有人问我：“姜大夫，我在备孕，是不是就不能坐飞机啊？”或者：“姜大夫，我每天要坐地铁上下班，听说安检的仪器辐射很大，我应该怎么办？”其实，比起这一点点辐射对人体的伤害，焦虑的情绪更影响怀孕。

怀孕是一个很奇妙的过程，不是造一辆汽车，把所有的零部件准备好就一定能造出来。放松心情，它才能顺其自然地发生。如果过分关注，造成精神压力，反倒不容易怀孕。现代医学表明，一对健康的夫妻如果不避孕的话，一年内怀孕的概率是 80%。这也就是说，还有 20% 的夫妻不会在一年内备孕成功。其实，在漫长的备孕过程中产生的焦虑情绪，正是造成很多夫妻怀孕困难的真正原因。一旦把这些情绪抛开，孩子也就找上门来了。

我知道的一对夫妻就是这种情况。他们结婚的时候丈夫 32 岁，妻子 30 岁。本来想着怀孕这事儿顺其自然就好，但婆婆心急啊。为了帮助小夫妻早日怀上孩子，老人特地从老家赶过来，每天帮着做饭、煲汤，给他们俩补身体，每天都是一桌子的菜，任劳任怨地做好后勤工作。为了不辜负老人的心意，两口子开始正儿八经地备孕。妻子每天早上测体温，晚上测排卵试纸，结合起来监测自己的排卵情况；丈夫开始戒烟戒酒，锻炼身体，远离网游。

半年过去了，妻子一点儿动静都没有，老人着急了，于是找了中医给小两口调理身体。中医把脉的结果是丈夫肾阴虚，妻子宫寒，气血不足。给夫妻俩开了一堆的药，什么枸杞、黄芪、当归、红枣、党参、淡吴萸、云茯苓、生熟地、仙茅、仙灵脾、鹿角霜、女贞子、紫云英、巴戟肉、麦冬、山萸肉等。又吃了半年中药，还是不成功，老人忍不住有些小埋怨。妻子因为备孕失败，思想压力本来就大，再加上婆婆的冷言冷语，情绪更差，日子一长，得了抑郁症，她甚至向丈夫提出了离婚。

幸亏这位丈夫办事果决。他送走了母亲，拒绝了妻子的离婚请求，向单位请了年假，为自己和妻子安排了一次长途旅行。旅行中既没有测体温也没有用排卵试纸，就是随性而为，结果妻子竟然怀孕了。

对于怀孕这件事，不要太紧张、太执着。每天疑神疑鬼，怀疑自己身体有病，担心这，担心那，反而影响了孩子的到来。只要孕前检查确认双方身体健康，那就别老想着这事儿，孩子会选择合适的时候来到你们身边的。

Part 3
长期备孕困难

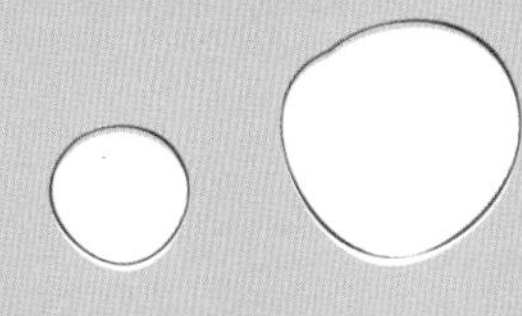

第十章 长期备孕困难原因多

一、长期备孕困难越来越常见

近年来，随着社会压力的增加和环境的恶化，以及结婚、生育年龄的延后，长期备孕无果、怀孕困难的情况越来越普遍。有资料显示，我国不孕不育发病率从20年前的3%上升到了12%~15%，而且每年还在以数十万计的速度递增，目前已经到了每八对夫妻中就有一对夫妻不孕不育的程度。

什么是不孕不育

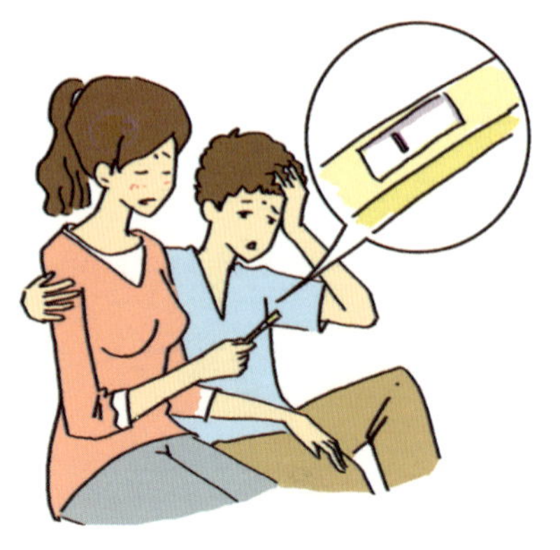

“不孕”指有正常的性生活，没有采取任何避孕措施至少一年以上却没有怀孕者。其中，从未受孕者，称原发性不孕；曾生育或流产又连续一年以上不孕者，称继发性不孕。

“不育”则是有正常性生活后女方曾妊娠，但均因为自然流产、早产或者死胎而未能获得活婴者。如果是由男方原因造成的不育症或者不孕症，则称为男性不育症或男性不孕症。

不良生活方式导致不孕不育

滥用洗涤剂

科学家在研究不孕症过程中，发现不少妇女的不孕与长期使用洗涤剂关系密切。

洗涤剂中含有的烃类、烷基磺酸盐等化学物质会影响女性的生育功能，如果是怀孕早期接触了这些化学物质，有致使胎儿畸形的风险。

备孕期间使用洗涤剂注意事项：

①使用厨厕消毒剂、洗衣剂、清洁剂等时，要戴上胶皮手套，避免直接接触；如果有接触，应尽快用水冲洗。

②使用洗涤剂前要认真阅读使用说明，了解注意事项和正确的使用方法。

③避免将不同的洗涤剂混合使用，清洗餐具和果蔬尽量不用洗涤剂。

过度节食或肥胖

节食的后果：①影响身体对营养素的摄取，导致卵子营养不足，影响卵子活力。②脂肪与雌激素是成正比的，节食使脂肪过少，雌激素就少，受孕自然困难。

澳大利亚研究人员的研究结果显示：

①肥胖女性排出的卵子孕育成健康胚胎的可能性较小，所以她们也不易怀孕。

②肥胖女性即使怀孕，在孕期出现并发症的危险也会增加。

因此可见，过瘦和过胖都会影响怀孕。

精神压抑

研究发现，卵巢或睾丸的生殖功能会由于长期精神压抑、紧张、悲观、忧虑而发生障碍，从而增加不孕不育的可能。

长时间洗热水澡、蒸桑拿、穿紧身裤

睾丸产生精子需要比正常体温低 1℃ ~1.5℃的环境。

资料表明，连续 3 天在 43℃ ~44℃的温水中泡 20 分钟，原来精子密度正常的人，其精子密度会降到 1000 万 / 毫升以下。

长时间洗热水澡、蒸桑拿、穿紧身裤等生活习惯会造成睾丸温度升高，降低精子活力，影响受孕。

抽烟

烟草中的有害物质有降低性激素分泌和杀伤精子的作用。

据欧洲阳痿研究中心的调查，抽烟会使动脉供血不足，引发动脉硬化，从而导致男性阳痿。女性吸烟会干扰和破坏正常的卵巢功能，引起月经不调、过早绝经和不孕。

过量饮酒

过量饮酒会危害男性生殖系统功能，导致内分泌紊乱，不但使生殖细胞染色体结构和数目发生变化，还会加快睾酮代谢，造成雌激素增多、活性的雄激素减少，致使睾丸萎缩，出现阳痿。

酒精也会妨碍女性卵子的发育和成熟，造成不孕。

性生活过频或过少

性生活的频率因人而异，没有固定标准，但性交过频或过少都不利于受孕。

性交过频，会使每次射精的精子数量少、质量差，导致活动力弱，不利于受孕。

性交过少，会使精子在输精管内储存过久，从而老化，活动力减弱，也不利于受孕。所以认为平日没有性生活，集中到排卵期才同房，会储存大量精子，增加受孕概率，完全是一种误会。

运动过度或过少

运动强度太大或者一点儿都不运动都会对生育能力造成负面影响。

挪威科技大学的研究人员在一项对3000名女性开展的调查中发现：在综合考虑了年龄、体重、婚姻状况和吸烟情况等多种因素后，过度健身的女性出现生育问题的可能性是适度健身女性的3倍。而且跑步过度（每周慢跑19公里以上）的女性发生月经周期紊乱的概率非常大。

二、不孕不只是女性的原因

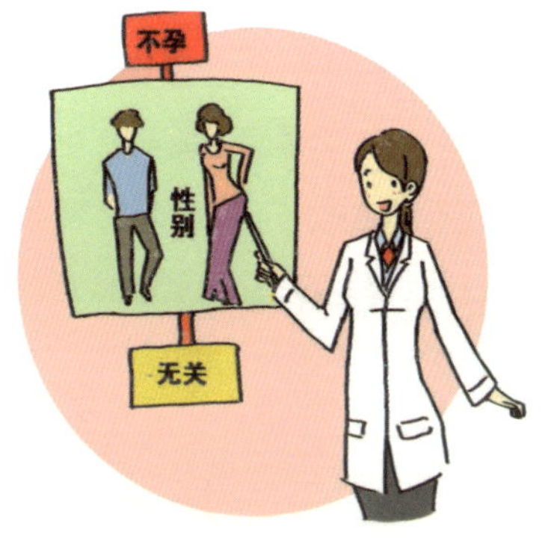

认为“孕”势不佳的原因就是女方肚子不争气是严重错误的。孩子是靠夫妻双方共同孕育的，能否怀孕由夫妻二人生育能力的强弱决定。

专家解说 Expert interpretation

根据世界卫生组织的调查数据，不孕原因中有一半与男性相关。

长期备孕困难时夫妻必须携手同心，将不孕的原因归咎于任何一方，反而会增加压力，带来负面情绪。

常见女性不孕的原因

●年龄障碍

大龄是导致不孕的重大诱因。女性的卵子数目是一定的，年龄越大，剩下的卵子数目越少。25 岁是女性受孕的最佳年龄，35 岁后受孕概率急剧下降，40 岁后受孕概率减少至 5%。

●卵巢功能障碍

卵巢是生成卵子的器官。卵巢出现问题是导致女性不孕的重要原因之一，卵巢功能障碍引起的不孕在不孕症中所占的比例高达 25%。

●输卵管障碍

卵子、精子在输卵管结合才能成为受精卵，一旦输卵管阻塞，卵子、精子就无法碰面。输卵管功能是否受阻及粘连，可通过输卵管通水或造影术（HSG）、腹腔镜检查、输卵管盆腔显影术等几种方法检查。

●宫颈因素

如果子宫颈口有先天性或人工流产损伤，导致宫颈口过松的话，随着胎儿的成长，子宫会变得无法继续支撑胎儿，最终造成流产，导致无法正常怀孕。

●子宫着床障碍

影响受精卵在子宫着床的因素有子宫发育不良、子宫内膜结核、宫腔粘连、子宫内膜息肉、子宫黏膜下肌瘤，以及卵巢黄体功能不良、黄体激素分泌不足等。

此外，子宫内膜异位症也是一大重要原因。

若存在子宫着床障碍，常用的辅助检查方法有子宫腔输卵管造影术、宫腔镜检查术、宫内膜活检术等，而连续测定基础体温可观察卵巢黄体功能和排卵的情况。

常见男性不育的原因

性功能障碍疾病

勃起功能障碍、插入障碍、早泄都属该范畴。该功能障碍由诸多原因引起，治疗时以心理调节为主，辅以药物，再加上超短波透热疗法、温水浴、矿泉浴等辅助治疗。

输精管异常

睾丸受感染（如腮腺炎、淋病）、隐睾症、尿毒症、抗癌药物、酒精、放射线、血管损伤或外伤会导致输精管异常。

睾丸生精功能异常

睾丸是男性最为主要的性器官，是生命之源，其主要功能是产生精子。

生精功能异常是指睾丸生精上皮变薄，生精细胞数量减少，或者生精细胞停滞在某一细胞阶段而不能形成精子。这是男性不育的常见原因，约占不育原因总数的 90%。

夫妻双方的共同影响因素

求子心切，精神过度紧张

以求子为目的的同房，不仅享受不到同房的快乐，还会使双方压力增大，引起内分泌的变化，影响卵泡的发育和精子的活力。

缺乏性生活的基本知识

电视曾报道过一对夫妻，由于性知识的匮乏，因结婚一年不见怀孕而求医。医生询问后发现，他们居然一直不知道怀孕需要先做爱。其实这样的罕见情况与性教育缺失有关，所以建议结婚前还是要进行既安全又专业的婚前体检，听从医生的指导。

夫妻双方血型不合

妻子 Rh 因子是阴性，丈夫若是 Rh 阳性，就可能因发生 Rh 血型不合而影响怀孕。

三、夫妻同心协力，共同承担

长期备孕困难会成为对夫妻关系的一个大考验，如果在这个过程中夫妻双方能够通力合作，处理得当，寻找到双方都满意的解决办法，顺利渡过危机，就会让夫妻关系更为亲密。

不求自来的建议和让人恼火或受伤的关心

长期未孕，长辈、亲戚朋友，甚至陌生人都会热心地询问你为什么还不怀孕，甚至建议你去看什么医生，吃什么药。

尤其女性还可能会被暗示是不是犯了什么错，使得怀孕更困难；还有就是那种“只要放松，只要 XX 你就会怀孕”的话，即使说的人本意是想安慰你，听着也像指责。

应付这些可能会使你恼火，不过还是应先感谢他们的关心，然后再告诉他们自己已经知道如何处理这些问题，这样也许会冷却那些令你难堪的热心。

性不再随性，可能需要医生介入

受孕可能会成为性生活的目的和责任，需要计划，不再是件浪漫愉悦的事。

如果接受治疗的话，夫妻生活这一私密的领域还不得不向医生敞开。

当医生要求男性用手淫的方式提供精子样本做精液分析时，不少男性对此都会介意。

保持和谐关系的建议

面对长期备孕困难，夫妻双方需要团结一致，共同行动。责备自己或对方，都会适得其反，不会离怀孕更近，只会破坏夫妻感情。

夫妻关系处理

- 不要互相责备，也不要责备自己，责备只会导致抑郁、愤怒和紧张。

- 要尊重对方不同的反应方式、行为和情绪，别因彼此间的意见不同而伤害对方的感情。

- 彼此坦诚对怀孕问题的看法，如怎样看待目前的问题、希望的解决方法、治疗的选择等，进行充分讨论和沟通，充分坦露自己的想法乃至自己的怀疑和担心，并且尊重对方的意见。

- 任何时候都要提醒自己：为了建立一个完整的家庭，夫妻双方在共同努力。

专家诊室

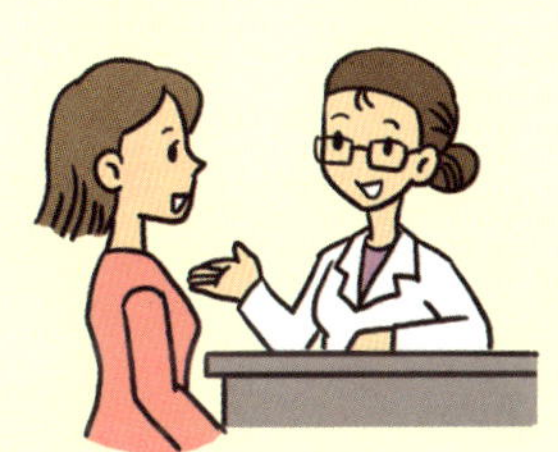

大龄和反复人流是女性不孕的两大主因

现在有很多的女性备孕困难，我在门诊接诊的不孕女性主要有两大类。

一类是因为年纪大，所以疾病多。比如子宫肌瘤、子宫内膜异位症、卵巢囊肿等；也因为年纪大，所以各种功能也退化了，卵巢的功能、子宫的功能都不好了，就没办法怀孕了。

我有一个病人，35 岁了才结婚，准备要孩子，结果一查，得了卵巢囊肿，还是巧克力囊肿。还有一个病人，36 岁没有孩子，来我们医院做检查，结果是子宫肌瘤。这个病人结婚其实不晚，28 岁结的婚，这些年来她没有要孩子在忙什么呢？忙移民。她的计划是移民国外后再生小孩。她准备申请技术移民，但自身起点一般，大专学的是会计，她想移民的还是一个国家的法语区，要从头开始学法语，所以特别难，这些年就一直在不断地递材料。渐渐地，他们夫妻对移民这件事不抱希望了，而且年纪也大了，婆婆想要孩子了，丈夫想要孩子了，自己也就想要孩子了。未曾想，一下查出子宫肌瘤来了。她都这么大年纪了，瘤子也不是特别大，我就建议他们先试孕。但就在这个时候，移民申请那边来消息了，面试就在 10 月。他们一下子又蒙了。移民要体检啊，体检有胸透啊，如果这个阶段怀孕了怎么办？如果不备孕，瘤子还在长，移民的事情也不是百分百地确定，万一两头都落空呢？现在他们还在纠结着。他们征询我的意见，我也没办法给什么意见，孰轻孰重得自己掂量。

还有一类情况，备孕困难是反复人工流产造成的。反复的人流，造成盆腔感染、输卵管不通，子宫越刮越薄，最后就会导致不孕。

我看过一个病人，她不是不孕而是闭经。她很年轻，26 岁，但是做了三次人流。第三次人流是 2 月做的，做完以后，3 月没来月经，她没太在意；4 月也没来月经，但肚子疼，类似来月经，但比月经厉害；然后 5 月又肚子疼一次。我认为可能是宫腔部分粘连。人流对女性的危害挺大的，尤其是反复人流。常见的就是以前月经正常，做人流以后月经不调了；或者造成子宫内膜变薄，或者月经量少，这些情况也挺多的。这些人年轻的时候不把人流当回事儿，结婚以后都来看不孕了。所以我们妇产科医生经常会说，医院里做人流的有多少人，看不孕的就有多少人。

丈夫一定要检查

对于生孩子承受的压力，女性大于男性。尤其在一些偏远地区，结婚一年以上没怀孕的小媳妇就会被婆家百般嫌弃。

其实，很多时候不孕的原因不在女方，而在男方。

我有一个病人，是外地来的，看不孕，从24岁结婚一年后看到33岁，激素、输卵管、卵巢、子宫各种检查都做遍了，总也查不到不孕的原因。

到了我这儿，我就问她："你丈夫查过吗？"

她说："我丈夫没问题。"

"你怎么就知道没问题？"

她说："结婚前他有女朋友，那个女的怀过孕。"

我一听就觉得不对劲。没有精液检查的报告，什么可能都有啊。我坚持让她丈夫做检查。结果一拿到检查单，两人都傻眼了，精子成活率在60%以下，这是死精症啊，怎么怀孕？！

每每有女性愁眉苦脸地来看不孕，我总是要求她们的丈夫先检查精液。男的查起来简单，而且是无创的，如果是男方的问题，女方就不需要再查了。因为女方的检查，需要遵循"渐进式、排雷法"的原则，一个部件一个部件来排除，而且有不少检查还是侵入性的，可能对身体造成伤害。

现在弱精的男性也非常多，这其实跟他们的不良生活方式有关。很多男性生活作息不规律，抽烟喝酒，不喜欢运动，每天宅在家里，就爱跟电脑打交道，体质弱，久坐，这样必然影响精子的活力，进而影响受孕。

第十一章 长期备孕困难就医

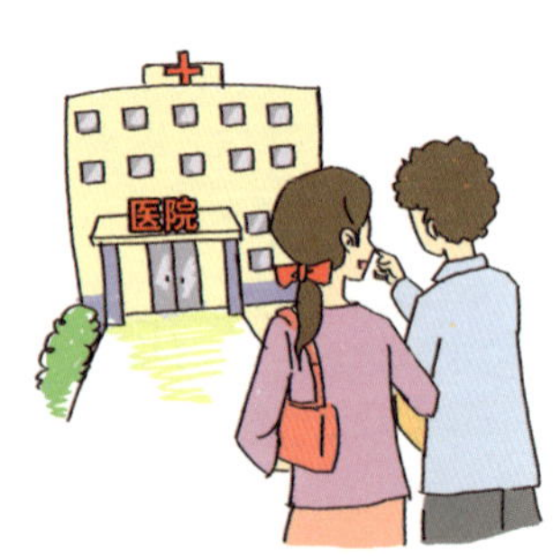

如果长期备孕无果，就要去医院检查，早发现，早治疗。讳疾忌医和有病乱投医都无益于病情。

一、就医建议

- **就近选择交通方便、有治疗资质的医院。**备孕困难需要花费相当长的一段时间治疗，平均一个月至少需要往返医院 4~6 次。而且像卵子的培育和显微受精与环境是否安静和清洁关系很大，资质差的医院既不具备资深医生，又无法保证治疗所需的相关环境条件。

- **选择认真负责的医生。**医生的责任心直接影响治疗效果。

- **选择每月实施体外受精病例超过 25 例以上的医院。**生殖医疗对技术要求高，医院治疗病例越多，医疗能力越强。

- **选择周末也能接诊的医院。**因为排卵日有可能会出现在周末。

- **避免在月经期看医生。**因为很多情况下，初诊时需要做妇科检查。

- **尽量夫妻二人一起去医院。**因为不孕不仅仅与女方有关。

- **重视与医生的沟通。**可提前将需要向医生咨询的问题准备好，就诊中有疑虑或不明白的，像治疗方法、药物使用方法等，要及时询问，不要有任何犹豫。

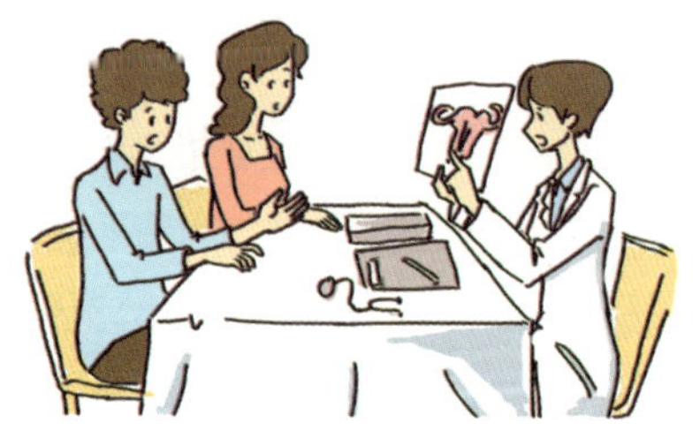

就医四忌

一忌：不看疗效看广告，有病乱投医

虚假广告特点：

① 长达若干个小时与电视购物相差无几的广告。

② 名为普及医疗知识实为广告宣传的谈话节目。

③ 各大门户网站链接的“神医官网”。

大家谨记：看病须找国家正规医院，不要偏听偏信。

二忌：盲目吃药

药不能乱吃。即使对某个人甚至某类人有效的药品也未必适合自己，所以必须在医生指导下吃药。特别是在未找到不孕的真正原因之前，不能盲目吃药。

三忌：着急焦虑

长期备孕无果就情绪低落、着急焦虑，其实这反倒会影响内分泌，导致怀孕困难。

所以心态平和很重要，这是治疗不孕症的关键。

四忌：抱过高期望

有些疾病以目前的医疗手段还不能治愈，即使真的出现医生爱莫能助的情况，也不要盲目认为医生无能，不听从其建议，另辟蹊径。

建议就医者抱着“向好的方向努力，做最坏打算”的心态，从容应对。

二、一般就医流程

初诊
需 2~3
个月
检查
基础检查
不孕检查
找到原因，
针对性治疗
原因不明
不怀孕
辅助生殖技术
怀孕
人工受精
体外受精与
胚胎移植

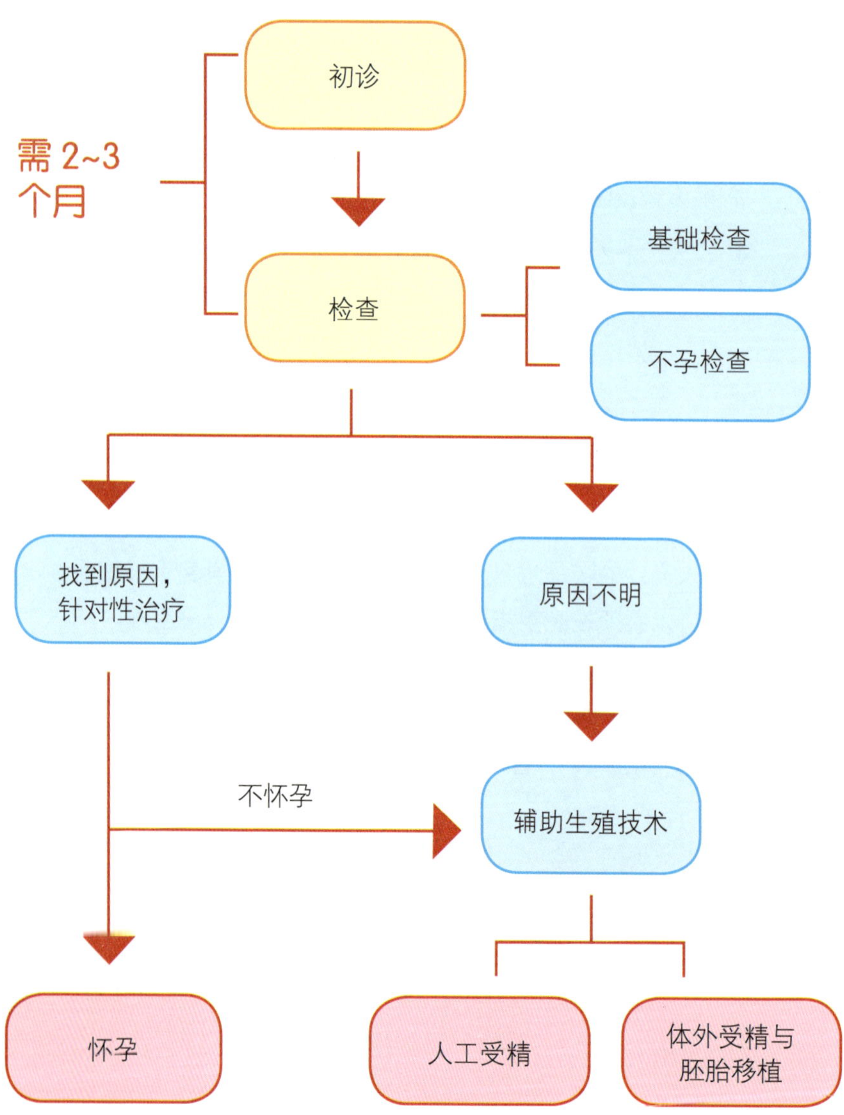

三、女性初诊及检查

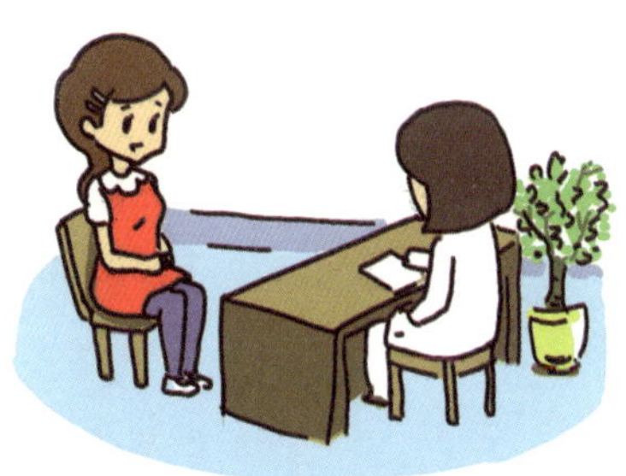

问诊

首先，患者要填写问诊表，接着医生会针对患者的回答提出相关问题。

女性问诊表样本

本人姓名：　　　　　出生年月日：
配偶姓名：　　　　　出生年月日：
结婚：　　年　　月　　日
来院看病的原因：
妊娠经历：填写分娩、自然流产、人工流产等经历
手术史：曾经做过哪些手术？
既往病史：重大疾病、慢性病、过敏等
避孕期间：约　　年
是否患过风疹：是 / 否
月经情况：
几岁时开始月经初潮？
平时的月经规律吗？
一次月经大约持续几天？
是否痛经？
最近的一次月经是：　年　月　日（共持续　日）

基础检查

血液检查。不仅要检测血液中的激素含量，还要做血常规、肝功能、肾功能、两对半等排除肝炎、贫血的检查。

尿液常规检查。包括查尿液的颜色、透明度、尿白细胞、尿蛋白、尿糖等多项指标。

妇科常规检查。通过对阴道、子宫和白带状态以及卵巢状态的检查，了解宫颈的发育状况，判断是否有子宫肌瘤，借以找出直接影响怀孕的原因。

需结合月经周期进行的不孕检查

<table>
<tr><th>月经周期</th><th colspan="2">检查项目及目的</th></tr>
<tr><td>月经期</td><td colspan="2">尿中激素检查、血中激素检查、月经血培养检查。</td></tr>
<tr><td rowspan="2">低温期（卵泡期）：一般在月经结束后的第2~7天进行</td><td>超声波检查</td><td>①通过腹部或阴道B超检测卵巢和子宫的状态，确认是否有子宫肌瘤、卵巢肿瘤、多囊泡性卵巢等。②监测卵巢内卵泡的发育状况，进而有效预测排卵期。③通过子宫内膜的厚度判断是否有着床困难。</td></tr>
<tr><td>通气、
通水检查</td><td>在子宫内注入二氧化碳或者水，然后观察其压力来确认输卵管是否畅通。</td></tr>
</table>

<table>
<tr><th>月经周期</th><th colspan="2">检查项目及目的</th></tr>
<tr><td rowspan="3">低温期（卵泡期）：一般在月经结束后的第 2~7 天进行</td><td>子宫输卵管造影检查</td><td>将导尿管放入阴道内，再注入造影剂（碘剂）进行 X 线摄片。检查子宫状态（大小和是否畸形）、输卵管是否粘连、卵巢是否存在闭锁等。需要注意：造影剂可能致敏，过敏女性需提前告知医生。</td></tr>
<tr><td>子宫镜检查</td><td>将内视镜通过阴道放入子宫。观察是否存在子宫肌瘤、子宫息肉、子宫畸形、子宫炎症等。</td></tr>
<tr><td>激素检查</td><td>包括促卵泡生成素（FSH）、黄体生成素（LH）、催乳激素（PRL）检查，以判断是否存在排卵障碍。</td></tr>
<tr><td rowspan="3">排卵期</td><td>尿中 LH（黄体生成素）检查</td><td rowspan="3">检查有无排卵。</td></tr>
<tr><td>宫颈黏液检查</td></tr>
<tr><td>超声波检查</td></tr>
<tr><td rowspan="3">高温期</td><td>黄体功能检查</td><td rowspan="3">帮助诊断是否存在子宫着床障碍。</td></tr>
<tr><td>子宫内膜组织检查</td></tr>
<tr><td>超声波检查</td></tr>
</table>

其他检查

生殖器感染检查、抗精子抗体等生殖免疫检查、甲状腺激素等内分泌激素检查、风疹病毒等优生优育检查及染色体检查。

四、男性初诊及检查

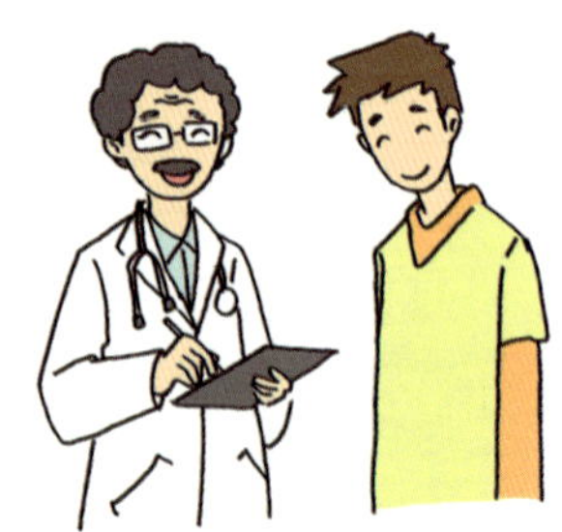

问诊

填写问诊表，方便医生了解病情，做好病史收集。

触诊、视诊

男性初诊的关键是触诊和视诊。①检查生殖器的状态，了解如大小、粗细、位置以及表面的状态。②检查前列腺或精囊的大小、形状，确认是否存在生殖器畸形。

精液常规检查

这是男性不育检查的重点。通过精液检查发现异常后，再做各种精密检查，如精巢检查、输精管精囊造影检查等，以此来找出具体的不孕原因。由于精液质量受取样环境影响大，因此很难一次取样就做出正确诊断。

其他检查

为了准确判断不孕原因，医生还会对患者进行其他检查。

检查体毛的状态，确认乳房是否女性化。

通过血液检查检测血中激素值，确认是否男性激素偏低、是否催乳激素偏高等。

其他如内分泌激素测定、染色体检查等。

男性问诊表样本

姓名：

年龄：_____ 岁

身高：_____ cm

体重：_____ kg

籍贯：

出生时，父亲的年龄是：_________ 岁

母亲的年龄是：_________ 岁

包括本人在内兄弟姐妹共 _________ 人

兄弟姐妹中，本人排行第几？ _________

是否有死产的兄弟姐妹？ （有　没有　不知道）

是否有无子女的已婚兄弟姐妹？ （有　没有）

家族是否有遗传病？ （有　没有）

既往病史（曾经的重大疾病等）：___________________

最近三个月的健康状况如何？ _______________________

是否吸烟？（否　是）（一日 ______ 支）

结婚时的年龄：_________ 岁

婚龄：______ 年 ______ 月

避孕期长：______ 年 ______ 月

是否有子女：（有　没有）

到目前为止是否检查过精液？（检查过　没有检查过）

夫妻间的性生活有问题吗？（有　没有）

夫妻性生活一个月 _______ 次

勃起状况（勃起　勃起困难　无法勃起）

射精状况（射精　射精困难　无法射精）

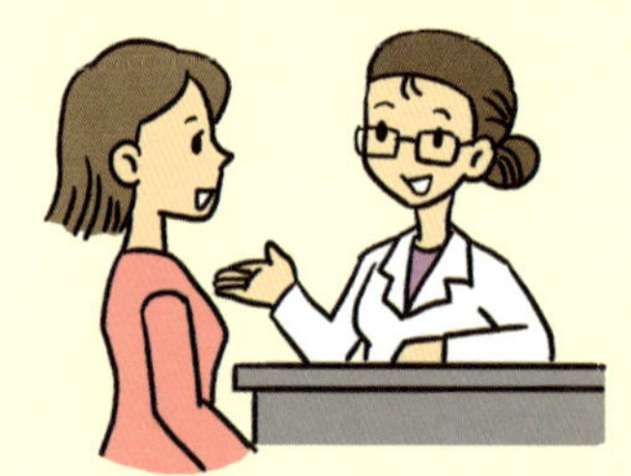

专家诊室

Q 一般怀孕困难有什么原因呢？应该做哪些检查逐步排除呢？

A：除了精神因素，不孕的女性不是卵巢的功能不好，就是患有子宫疾病，如宫颈或子宫有一些畸形，或者生殖道畸形。刮宫太多子宫变薄，输卵管不通，都会造成不孕。还有就是卵巢没有排卵的，月经周期不好的，两三个月不来月经的。

如果要检查的话，首先是男性的精液检查，排除男性的问题后女性再检查。女性初诊先做一般的妇科检查，看是否有生殖器官畸形以及阴道炎、子宫肿瘤等妇科病；然后查内分泌，同时 B 超监测卵胞生长情况及有无排卵等。如果前面的检查都正常，在月经干净后 3~5 天，做输卵管通液检查，看输卵管有无堵塞；还找不到原因时，查抗子宫内膜抗体、抗精子抗体等免疫方面的问题。

我发现有不少女性属于过度检查，备孕二个月没怀上就心急火燎地来看不孕，怀疑自己哪哪都有问题，这根本没必要。

关于不孕症，是有明确定义的：有正常性生活（即每周 2~3 次）不避孕，但一年以上没有怀孕。是否需要进行相关的检查和治疗应该对照这几条再决定。

Q 输卵管积液先要怎么处理啊？盆腔积液会影响怀孕吗？

A：输卵管积液可以通过输卵管造影术看到，属于输卵管不通，肯定要做腹腔镜疏通输卵管。

至于盆腔积液，一般情况下盆腔是有积液的，但是不会多。如果盆腔积液太多的话，就要考虑它的来源，检查有无炎症。比如，输卵管有没有炎症，子宫、卵巢有没有炎症。炎症可能对卵子有杀伤作用，从而影响怀孕。

Q 输卵管通水和输卵管造影，哪个做完可以比较快地要孩子？

A：通水和造影基本上差不多，都有疏通输卵管的作用。

通水是将生理盐水自宫颈注入宫腔，再从宫腔流入输卵管，根据推注药液时阻力的大小及液体反流的情况，判断输卵管是否通畅。

造影是通过导管，向宫腔及输卵管注入造影剂，利用 X 射线诊断仪进行 X 射线透视及摄片，再根据造影剂在输卵管及盆腔内的显影情况，来了解输卵管是否通畅，观察阻塞部位及宫腔形态。

如果从诊断的准确性来说，我觉得造影比通水更好。但是造影需要使用 X 射线，所以要是备孕的话，还需要再等两个月。如果是通水的话，马上就可以备孕了。

一般通水和造影做完后六个月之内怀孕的概率还是挺高的，因为原来输卵管不通的地方被疏通了。但是六个月以后，粘连的部分可能又会堵上，所以再想怀孕可能又困难了。

Q 结婚三年，生化三次，一直未孕。昨天检查，抗精子抗体阳性，有没有人跟我一样？能治好吗？

A：针对这种情况，我们通常采取隔离治疗法，就是在房事时使用避孕套，防止精液接触女性生殖道，这样新的抗精子抗体就不再产生，从而使体内的抗精子抗体逐渐被排出体外、浓度下降，不再使精子制动及凝集。也可以采用免疫抑制治疗法，用肾上腺皮质激素来治疗。

Q 宫腔粘连，做手术一年了，备孕也快一年了，可就是怀不上。输卵管双侧轻度上举，老公也检查了，很正常，激素也检查了，没有大问题。能检查的都检查了，染色体也正常，结果现在月经突然少了，自己感觉好像有粘连了。复粘的多吗？有什么办法预防吗？

A：宫腔粘连的发病率越来越高了。主要是因为一些宫腔内的人工操作，比如人流、放环等，使子宫内膜受伤造成感染。它的复发没有什么时间规律，有的人手术完以后没多久就复发了，也就三个月；也有的人不会复发。如果想怀孕的话就要抓紧时间。

手术之后，医生会给放一个环或者导管进去，让子宫内膜暂时分离，取完管或取完环，来几次正常月经，就给病人用一些雌激素，让子宫内膜增长，大概两三个月后就能够怀孕了。

至于预防，主要是少进行人工宫腔内操作，同时注意经期卫生。经期别同房，以避免感染。

Q 听说支原体阳性会造成流产，有那么严重吗？

A：支原体阳性一般不会造成流产。女性阴道里本来就有支原体，所以支原体阳性无须担心，也不需治疗。

Q 今天去拿了输卵管造影结果：双堵。医生说让做腹腔镜或直接做试管！我该怎么办？腹腔镜是手术，好害怕啊。我是做手术还是直接做试管？

A：听到输卵管堵塞先不要慌，先搞清楚是输卵管的哪个位置堵上了，堵塞部位不同治疗方法也不同。我建议还是先做腹腔镜，查一查输卵管哪个位置堵塞。

输卵管造影有时存在假象，病人感觉到的疼痛其实只是输卵管痉挛。所以，有时造影显示输卵管不通，但我们做腹腔镜发现还是通的。①如果堵塞部位在伞端，并且没有大量积水，就可以做 COOK 导丝疏通输卵管，直接怀孕。②如果输卵管高位堵塞，比如在间质部，一般用 COOK 导丝疏通的效果就不太好了，越接近宫角堵塞，疏通手术效果越不好，这个时候我们就会建议病人做试管。

有的人一听腹腔镜、宫腔镜就怕了，以为需要做创伤性手术，其实根本不是那么回事。因为医生需要搞清楚具体是哪里堵了，是下边堵还是上边堵。两个部位堵塞的治疗方法是不一样的，对怀孕的影响程度也是不一样的。

如果输卵管积水严重的话，我们就要放弃输卵管，得切除它，再做试管了。因为积水特别厉害的话，输卵管的积液会往回流，容易侵蚀宫腔，损坏受精卵。

以上这些情况，有时候必须宫腹腔镜联合做才能搞清楚。

Q 造影结果：双侧无显。医生说要做宫腹腔镜检查，确认输卵管是堵了还是压根没发育好。最后竟然发现输卵管没发育！听说没有输卵管，我感觉天塌了。

A：这种情况，建议宫腹腔镜联合做。双侧无显影最有可能就是双侧输卵管堵塞，但具体情况还得做宫腹腔镜确定。

Q 我准备做子宫肌瘤的腹腔镜，做完多久能怀孕？是不是创伤的大小决定休养时间的长短呀？

A：子宫肌瘤挖除术后多久能怀孕，这需要看肌瘤长在哪里。根据肌瘤所在的部位不同，怀孕所需时间也不同：

①肌壁间肌瘤（肌瘤长在肌壁内，周围均为肌层所包围）。需要一段比较长的休养时间后再受孕，可能需要一到两年。

②浆膜下肌瘤（肌壁间肌瘤向浆膜发展，并突出于子宫表面，与浆膜层直接接触）。一般切除后两三个月就可以怀孕了，没什么影响。

③黏膜下肌瘤（突出于子宫腔内，与黏膜层直接接触）。肌瘤切除后两三个月可以怀孕。

要根据肌瘤的大小，还有肌瘤的位置，判断怀孕所需时间的长短：越往子宫外突的时间越短，越往浆膜层里边靠的时间越长。

Q 查出有宫颈息肉后，做了宫腔镜摘除，一个月后来月经，当月B超监测到成熟卵泡（有无排出不知），之后月经一直没来。请问，我现在这种情况可以备孕吗？都说息肉容易复发，我该怎么预防啊？

A：预防息肉复发的最好办法就是避免感染，避免做人流，避免经期同房，定期复查。如果手术后月经不好，就要调经促排卵，有排卵才能备孕。

Q 我能查的基本都查了，造影啊、卵泡啊、精子啊、抗精子抗体都正常，去医院，医生直接定为原发性不孕，什么都正常怎么就不孕了呢？

A：原发性不孕是指有性生活的女性，在没有过任何妊娠或流产反应，并且没有采取避孕措施的情况下，一年或者两年都没有怀孕。原发性不孕症的发病率比较低，只有3%。

与它相对的还有一个继发性不孕。一年以前怀过孕，现在没有采取任何避孕措施，未能受孕的，称为继发性不孕症。所以，不要对这个名称太在意。

被诊断为不孕后就要查找不孕的原因，如果检查都正常，那就只能考虑心理因素了。是不是因为压力太大，精神过于紧张呢？如果是的话，可以安排一次轻松的假期试一试。如果什么办法都试过了，还是不行，又迫切想要孩子的话，那么可以考虑辅助生育手段，比如人工受精、试管婴儿等。

Q 老公重度少弱精症，2012 年底查的 a 级 2%，b 级 1%，几乎都是 c 级和 d 级，于是决定去做试管。男科大夫说 a 在 10% 以下，不建议人工受精，成功率比一般人还要低很多，但是做试管的话，我老公的指标是没问题的。大夫说做试管就必须做输卵管造影。我以前就有盆腔炎，现在纠结要不要做造影，我怕做完造影盆腔炎再复发。真的不可以人工受精吗？

A：人工受精对男方的精子是有一定要求的：精子密度≥ 1500 万个 / 毫升，前向运动精子（a+b）≥ 15%；处理后 a 级上游精子必须≥ 70%，精子≥ 20 个 /HPF（2×10^6/ 毫升）。精液检查误差挺大的，不妨去其他医院再检查一下。

如果男方精液达标，女方至少有一侧输卵管通畅，其他条件也都还可以，那么可以做人工受精，对女方会好一点儿，毕竟伤害少，价格也相对便宜。如果男方重度少弱精，或男方患无精症，需经睾丸或附睾穿刺获取精子的，那就必须做试管了。

至于做造影会不会导致盆腔炎复发，只要手术规范一般是不会的，因为手术中会用抗生素。

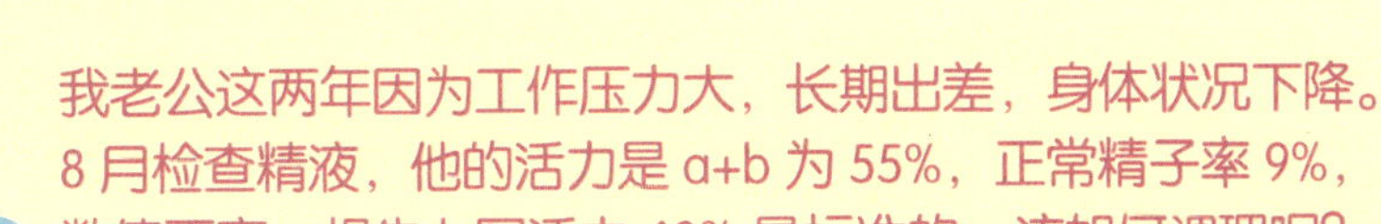

Q 我老公这两年因为工作压力大，长期出差，身体状况下降。8 月检查精液，他的活力是 a+b 为 55%，正常精子率 9%，数值不高。报告上写活力 40% 是标准的。该如何调理呢？

A：很多男性的精子质量不高是因为不良生活习惯引起的，工作压力大、不爱运动、饮食不健康、抽烟喝酒、作息不规律、熬夜玩电脑……首先要做的就是遵医嘱。医生会给一些治疗的药物，要按时服用；同时调整自己的生活，多运动，均衡饮食，戒烟戒酒，规律自己的作息。做到这些，并放松心态，相信不久之后会有一定的改善。

Q 之前精液检查结果是弱精，精子畸形率 90%，没有检查染色体。一年后老婆通过验孕棒验出怀孕！我激动万分，但也有些担忧，担心精子质量不高对宝宝不好。

A：不用太担心。虽然男方精子畸形率高，但能与卵子结合的必然是一个健康的精子，是其中最强壮的精子。因为只有最厉害的那个精子才有能力从阴道游到输卵管，游到等待着它的卵子身边。

Q 试管婴儿长方案和短方案有什么区别？如何选择？

A：长方案就是在前一个月经周期里，先用药抑制卵泡发育，然后促排，使更多的卵泡可以一起长大。这样一次就可以多取几个成熟的卵泡，以增加配对成功的概率。

短方案就是不抑制卵泡发育，直接在月经周期内促排卵，然后取卵配对。

长方案一般针对卵巢功能好的女性，因为长方案会先压制卵泡生长激素的分泌。卵巢功能不好的女性如果使用长方案，可能会使卵泡不易长出，或只有较少卵泡生长，这些人更适合短方案。除了长方案和短方案，还有超长方案，主要适用于子宫内膜异位症患者、多囊卵巢患者、高 LH 血症患者，用药周期更长。具体应该采用什么方案，大夫会帮你选择的。

Q 我有子宫内膜息肉，请问是否需要先手术？非常担心，希望得到指导。

A：先用 B 超检查看看内膜息肉有多大，位置如何。如果息肉不是很大，也没有增大的可能，位置不影响受精卵着床，那么可以先试孕，等生孩子的时候一并处理。所以要先找医生了解清楚病情后再做决定。

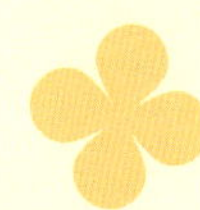

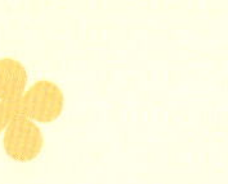

Q 宫颈糜烂会影响怀孕吗?

A:宫颈糜烂不是病，它只是宫颈的柱状上皮外翻。

在宫颈有两种不同类型的细胞，靠近阴道内的是鳞状上皮细胞，靠近子宫方向的是柱状上皮细胞。当柱状上皮细胞在宫颈口检查时被发现，就是所谓的宫颈糜烂。这其实是一种正常的生理现象，所以根本不会影响怀孕。

需要注意的是阴道炎症。可以观察白带分泌情况，如果白带分泌特别多，或者形态异常，发臭或发绿，就可能有阴道炎症。

在阴道炎症中，需要特别留心的是滴虫性阴道炎。滴虫性阴道炎是毛滴虫引发的，毛滴虫可以吞噬精子，这就给怀孕造成了很大的威胁。而且滴虫性阴道炎不好治愈，容易反复发作，所以一定要积极治疗。

Q 肾积水能怀孕吗？2005 年底发现肾结石，后复查却找不到了。2006 年 2 月做造影，没有找到结石但有轻度积水。备孕中，泌尿科的医生说得很吓人，但产科医生说没事。好迷茫啊！

A: 这个主要看两方面，一是肾功能怎么样，二是积水有没有发展。如果肾功能很好，而积水也没有发展，那问题应该不是很大，是可以怀孕的。

辅助生殖，坚持+放松=胜利

无论是人工受精还是试管婴儿，都需要夫妻双方强大的心理承受力，尤其是妻子，还得承受身体上的一些痛苦。它们都是很难一击即中的事情，需要耐心，需要坚持，更需要轻松的心情和乐观的心态。

试管婴儿的整个过程是比较漫长的：促排卵，监测卵泡，取卵，取精，体外受精，胚胎体外培养，胚胎移植，胚胎移植后补充黄体酮，胚胎移植后第14天再验晨尿和血确定是否妊娠，妊娠后的14天还得B超检查胎儿数以及胚胎的着床部位。中间无论哪一个环节出现异常，都可能前功尽弃。在时间上也没办法提前确定，像月经周期的长短、卵泡成长的情况等，每个人的治疗周期都有差异，时间长短也都不一样。但是，只要有坚定的信念，就会比别人更多一分成功的可能。

有一个病人，年纪虽然不大，32岁，但早几年因阑尾炎引发无症状盆腔炎，导致双侧输卵管堵塞，于是进入了做试管流程。先是促排，打了10天促排针，然后取卵。取卵是比较疼的，她没有用麻药，也没有吭一声。她的卵泡长得一般，就取了3个卵，还有一个卵裂不能用；但是另外两个很争气，都受精成功了。2天后胚胎分裂得不错，我们就为她安排移植。移植过程非常快，医生放入扩宫器，在B超的引导下慢慢把胚胎放进子宫，就2分钟的事情。整个过程病人几乎没有痛感。

人工受精的成功率相当于一次夫妻生活的成功率（15%~20%）。

试管婴儿的成功率要高一些，目前国内的医院最高能达到 40%左右。移植成不成功，跟胚胎的质量、女性的身体情况有关，也跟女性的心情有关。这位女性心态不错，回到家后也没有躺着，生活基本同以往一样，作息也跟往常一样，睡觉也是怎么舒服怎么来。和以往不同的只是动作慢了，也不提重物，这个过程小心些还是有必要的。

14 天后，她来我们医院验血，很幸运，一次就成功了。

我们医院有的病人做了七八次试管才成功。一开始特别紧张，移植完都不敢上厕所，担心胚胎会掉下来。胚胎是移植到子宫里又不是阴道里，怎么可能掉出来？要是子宫口是开的，受精卵轻易就能掉出来，那女人们都没办法怀孕了，就算是怀孕了孩子也会掉出来呀。回到家那更是步步谨慎，恨不得躺在床上吃喝拉撒了。其实轻度的活动还是必要的，因为子宫的血液循环有利于胚胎着床。于是这个病人很自然地失败了。后来因为做的次数多了，她也轻松了不少，反而就成功了。

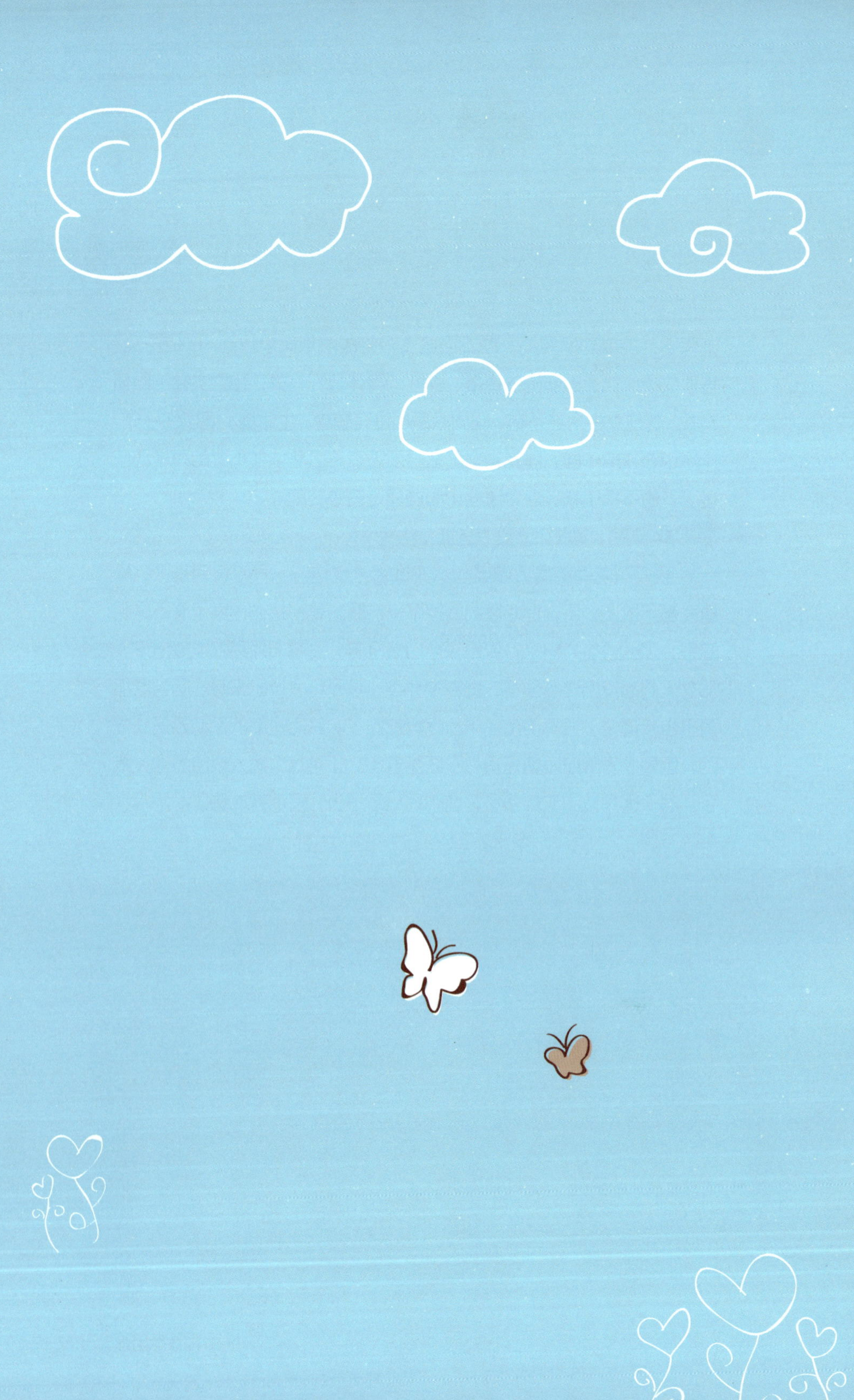

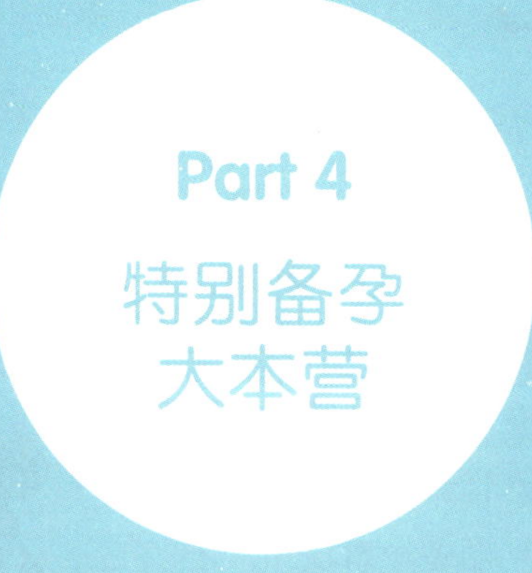

Part 4 特别备孕大本营

第十二章 / 备孕二胎

第十三章 /30⁺女性备孕

第十二章
备孕二胎

一、备孕二胎的特别准备

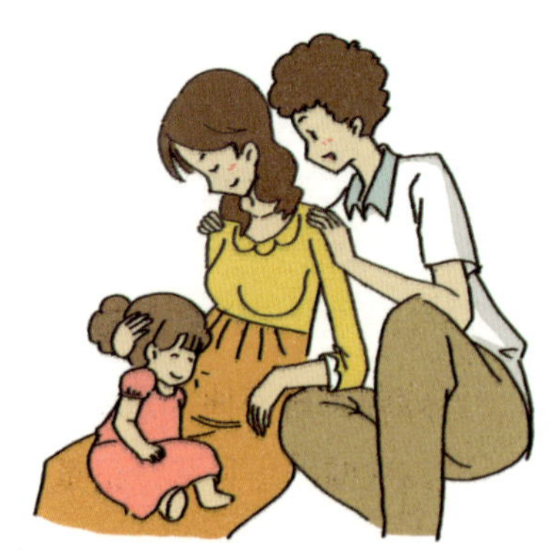

随着我国优生优育政策的调整，生育二胎成为很多家庭的选择。备孕二胎时除了要重视前面提到的各项备孕事项外，还有一些准备需要额外注意。

间隔一定的时间

为了生育安全，子宫要得到很好的恢复才能生育二胎。

①如果第一胎是顺产，需要恢复的时间相对较短。一般间隔 1 年，经过检查，输卵管、子宫等生殖系统的生理功能恢复正常，就可以考虑怀第二胎。顺产后半年内怀孕虽然对妈妈的身体不会有太大的影响，但是会增加早产发生率。

②若第一胎是剖宫产，最好间隔 2 年以上，待子宫完全恢复，再怀第二胎。若过早怀孕，可能使剖宫产后子宫瘢痕处拉力过大，导致子宫破裂。

重视孕前体检

有人认为第一胎已经做了全面孕检了，第二胎没有必要再查，太麻烦，这种想法是严重错误的。

二胎妈妈体检必要性:

①生育二胎时妈妈的年龄较第一胎大，身体已经发生了巨大变化，对怀孕和分娩的适应性不得而知。②随着产妇年龄的增加，胎儿的出生缺陷发生率会增加。③产妇出现妊娠期高血压、妊娠期糖尿病等并发症的概率也更高。

家庭分工、经费提前安排

①不要忽略大宝。生育二胎，不但需要照顾新生宝宝，大宝也需要有人照顾。

②做好分担照顾宝宝的准备。第一胎的时候，夫妻双方的父母尚且年轻，可以给予较大帮助；但第二胎的时候，父母的年纪也相对大了，精力也在悄然衰退，不能像之前一样承担大部分照料宝宝的工作。所以家务的分担和宝宝的照顾需要夫妻提前协商，做好准备。

③做好经费准备。家庭人口的增加就要导致额外开支，经济上的准备也必不可少。

特殊情况孕前必须咨询医生

第一，生完第一胎就放环。

第二，生第一胎时出现过妊娠并发症。

第三，第一胎孩子生理上有缺陷。

以上三种情况下备孕二胎前须咨询医生。

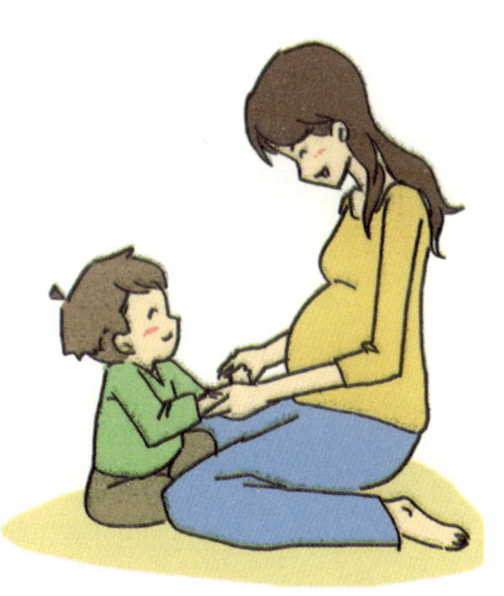

做好第一胎孩子的心理疏导

二胎宝宝的出生多多少少会影响到大宝的生活，提前帮助大宝建立起迎接新生儿的心理准备很重要，有助于今后形成良好的亲子和兄弟姐妹关系。

哺乳期间再次怀孕，最好断乳

怀孕的同时不能哺乳。因为怀孕后人体的激素水平会发生改变，会影响到母乳中的营养素，而且胎儿的成长也需要通过妈妈来获取营养，所以怀孕后不适合再哺喂大宝。

专家解说 Expert interpretation

剖宫产后备孕二胎的注意事项

首先，剖宫产后再次怀孕，风险会增加。手术会破坏子宫的完整性，在子宫上留下伤痕，如果再次怀孕时胚囊着床在疤痕处就会非常危险。另外，随着妊娠月份的增加，子宫逐渐膨大，手术留下的疤痕有裂开的风险，严重危害女性的身心健康。

所以剖宫产后备孕二胎首先要注意怀孕时间，最好间隔两年以上。

其次，怀孕后一定要到医院做 B 超检查，检测疤痕情况。如果怀孕期间下腹部特别是原疤痕处出现撕裂样疼痛，一定要及时到医院就诊。

再次，是否顺产。剖宫产后第二胎能不能顺产，不同的医生有不同的看法。

多数情况下，第一胎剖宫产后，第二胎分娩时如果不存在剖宫产的指征，比如胎儿宫内窘迫、子宫收缩乏力、胎位不正等情况，是有顺产机会的。

不过也有医生不建议第一胎剖宫产的孕妇第二胎顺产。他们认为，子宫上的瘢痕会降低子宫耐受力，容易引起子宫破裂，或者出现大出血等分娩意外，导致第二胎顺产风险很高。

总而言之，剖宫产手术增加了备孕二胎的风险，所以妈妈们要更加重视孕前身体的调整，而如果怀孕，则要做好产前检查和监护。

二、备孕时别过多考量宝宝的性别

几乎所有想要二胎的妈妈都期盼第二个宝宝“不重样”。但是生男生女是自然规律，如果太在意二胎宝宝的性别，那么就容易精神紧张而影响备孕。

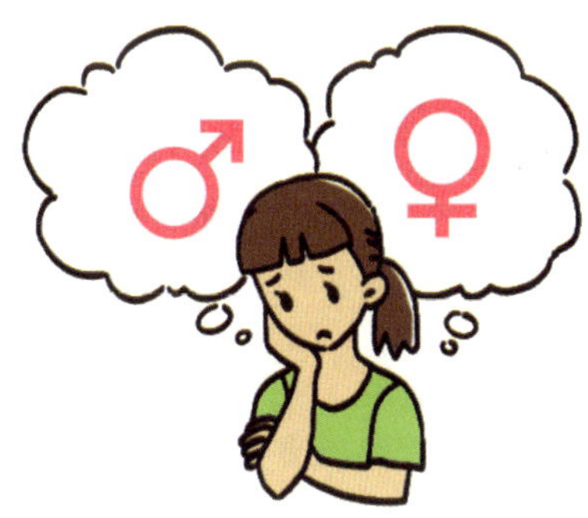

谁决定了孩子的性别

人体细胞内共有23对——46条染色体，男性和女性有22对（44条）常染色体是相同的。剩下的是一对性染色体，女性是由两条X染色体配对而成，男性是由一条X染色体和一条Y染色体配对而成的。

孕育宝宝时，卵子和精子各提供22条常染色体和1条性染色体。而决定性别的，就是这对性染色体。如果卵子的X匹配上精子提供的Y，宝宝性别就是男；若卵子的X匹配上精子提供的X，则宝宝性别就是女。由于母亲只提供X染色体，Y染色体是从父亲那里获得的，所以，决定孩子性别的是父亲。

母亲		父亲		宝宝性别
X	+	Y	→	男
X	+	X	→	女

增加生女概率方法

- 同房时将精液射到阴道浅部。有意增加Y精子长距离穿越难度，使X精子抢先和卵细胞结合。

- 同房日期离排卵日远点。Y精子更容易丧失活力，X精子能坚持得相对持久，易得女孩。

- 夫妻双方多吃酸性食品，如肉、鱼、蛋类。

- 增加阴道的酸度。用适当浓度的食醋或1%的乳酸钠溶液冲洗阴道后再同房，能够增加生女孩的概率。

增加生男概率方法

- 同房时尽量将精液射到阴道深部。这样有助于Y精子在宫颈附近出现，降低它长途跋涉穿越宫颈黏液的困难。

- 同房日期接近排卵日。此时，子宫颈会分泌碱性黏液，所以此时Y精子的活力容易得到激发，易得男孩。

- 夫妻双方多吃碱性食品，如山楂、西红柿、梅子、橘子、葡萄等。

- 增加阴道的碱性度。房事前用2%或2.5%的碳酸氢钠液冲洗阴道，可以增加生男孩的概率。

专家解说 Expert interpretation

宝宝的性别由父母双方的基因组合决定。这是父母精子、卵子瞬间结合决定的、非人力可控的事，因此市面上所有生男生女秘籍，包括上述方法在内，都只是提供一种可能性，不是有可靠的科学研究数据支持的、确定的结论。

专家诊室

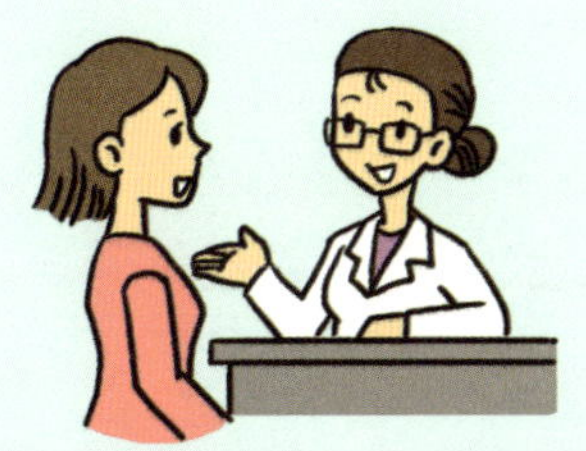

Q 2010年生了女儿后，一直也没有想要第二个小孩。现在有了政策，想生一个，但一直也没有怀上。为什么二胎比一胎难怀？

A: 其实二胎和一胎怀孕概率都是一样的。觉得二胎比一胎难怀，原因在于：一是，年纪大了，生育能力下降了，比如卵巢功能下降；二是，妇科疾病的影响，比如子宫肌瘤等；三是，心理压力也大了，因为越想要就越有压力。

Q 高龄怀二宝，房事频率要调整吗？

A: 自然就好。一般来说，房事过频不太好，因为精子需要时间生长；次数太少也不行，每个月的受孕机会就排卵的那几天。所以，建议每周1~2次，排卵期前后再增加1次。

这个频率备孕一胎和备孕二胎都是一样的。

Q 高龄怀二宝，要先锻炼身体吗？

A：精子和卵子的质量好，胎儿自然健康。所以，无论男方还是女方，适度的锻炼都是必要的。当然，也不要强度过大，要在自己身体承受范围内，适度地、规范地进行体育锻炼就可以了。

Q 顺产后多久能怀老二？

A：从身体的恢复来看，顺产后半年就可以怀二胎了。但是两个孩子间隔太近的话，一是妈妈会非常劳累，身体和精神都得不到休息；二是要考虑大孩子的哺乳问题，无论妈妈身体多么强壮，怀孕后奶水肯定都没有以前好。所以，最好多多权衡一下再决定多久要二胎。

不要痴迷于孩子的性别

经常有人在备孕时问我：

“姜大夫，怎么样才能预知我怀的是不是男孩子呢？”

“听说用苏打水冲洗阴道能改变阴道环境，就能生男孩，是这样吗？”

“选择同房日期能决定孩子的性别，是真的吗？”

而到了孕期，这些人的问题就变成了：

“早期看孕囊的形状，圆溜溜的，应该是男孩吧？”

“这胎是排卵期前同房怀上的，是男孩还是女孩？”

“我的脸上长了好多斑，应该是男孩吧？”

“肚子中间的妊娠线很直，肯定是男孩吧？”

“看我的肚子尖尖的，都说是男孩，是吗？”

“听说胎动时，拱屁股的是女孩，踢小腿的是男孩，对吗？”

“您帮我看看唐筛的数据吧，您觉得是男孩还是女孩？”

对于以上这些问题，我的回答一概是“不知道”。

我们之前讲过，胎儿的性别由男方的性染色体决定，它是一个随机的事情，是没有办法预先设定的。

为什么大家对孩子的性别依然如此痴迷呢？当然，有的人只是想提前知道胎儿性别，提早准备婴儿用品。这是可以理解的。但还有一部分人，就只想要儿子，一旦得知是女儿就引产，这是非常令人痛惜的。

难道“带把儿”就一定比“不带把儿”的强？身边无数的真人真事早已经证明了，一个孝顺闺女好过十个败家儿，只要教育得好，生男生女一个样。再说了，无论是男孩还是女孩，都是精子和卵子的结合，都是你们夫妻爱的结晶，都是母亲怀胎十月辛苦生下的，有什么区别呢？

第十三章 30⁺女性备孕

一、消除心理压力，30⁺女性也好孕

随着社会的发展与进步，女性获得发展的机会越来越多，但与之相伴的竞争压力也越来越大。

不少女性在为学业和事业打拼，不经意间就跨过了 30 岁。

虽然 30+ 不是最佳的生育年龄，但这个年龄的女性拥有稳定的收入、冷静的头脑、丰富的阅历和广博的学识，这些优势是备孕不可少的助力。

其实，妊娠危险性受身体健康状况和精神状态的影响远大于年龄。比如，一位 38 岁的健康女性与一位 25 岁的患高血压的女性相比，前者孕期出现问题的可能性会更小。所以 30+ 女性备孕需要的是放下烦恼，通过经常锻炼、健康饮食保持良好的身体条件，如此就能顺利怀上宝宝。

30+ 女性怀孕优势

怀孕态度更加理性，怀孕条件更充分

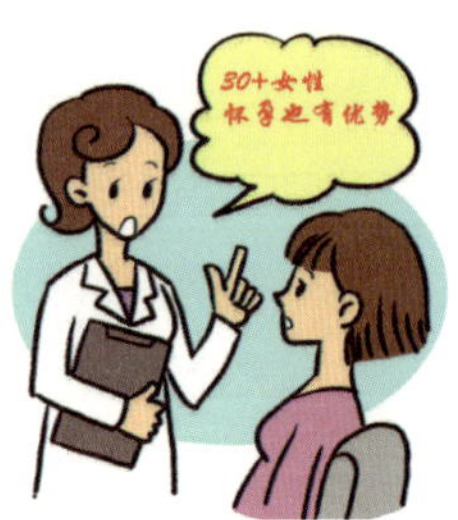

30⁺ 女性不易出现毫无准备的意外怀孕，大多数怀孕都是精心策划、周密准备的，借助周围人的经验，会更好地调养自己，也不会被数落："刚结婚，什么都没有要什么孩子！""还没准备婚礼呢，这就有了可怎么

办啊？”“竟然怀孕了都不知道，还傻傻吃了半个月感冒药！”

工作、家庭稳定，经济宽裕，能够安心养育孩子

30⁺女性往往已在自己的工作中独当一面，有一定的事业基础，物质条件相对较好，有比较成熟的处理婚姻关系的技巧，能够安心地孕育下一代。因此相比年轻的女性，她们更能创造一个适合孩子健康成长的环境。

深厚的知识积累和丰富的人生经验是给予子女的宝贵礼物

很多30⁺妈妈之所以错过最佳生育年龄，往往是因为之前在努力实现自我人生价值。这些女性在追求事业和学业成功的过程中得到的人生体验和经验，对孩子的教育极为有利，有利于培养孩子形成良好的性格和心态。

延后更年期，使女性青春保鲜期更长

怀孕会增加身体里的雌性激素，所以大龄生子可以延缓女性更年期的到来。根据英国一项最新研究发现，较大年龄生育的女性，不仅更年期延后到来，青春保鲜期更长，而且患老年痴呆症的概率更低，也更加长寿。

在70岁的那一辈生育不受限制的妇女中，生孩子越多，且长子与末子年龄差距越大的女性，绝经时间越晚。

克服负面心理，怀孕才能简单

越急越不容易怀上

焦急

不少 30⁺ 女性觉得自己年龄不小了，且盼子心切，备孕 3 个月没有怀孕，就着急得不行，怀疑自己不孕。

事实上，越急越不容易怀孕，着急是怀孕的大忌。研究显示，很多不孕症在放松心情、改善情绪后就不治而愈了。

悲观抑郁

有的女性担心怀孕影响自己的职位变动，还担心怀孕风险、孩子的未来等，让悲观的情绪左右了自己，情绪低落，抑郁易怒。在这种状态下，宝宝当然不愿意来敲门了。

紧张

有的女性为了怀孕，严格控制做爱时间、程序，把自己和老公都弄得很紧张，影响了生活“性趣”，反而耽误了怀孕进程。

讳疾忌医

有的女性备孕超过 1 年，心里着急得不行，却不愿意去医院检查和治疗，结果延误了治疗时间。

二、30⁺ 女性备孕，六大孕前检查不可少

为了确保优生优育，每个准备当妈妈的女性都应该做孕前检查。女人最理想的生育年龄在 25~30 岁，30 岁后女性的生殖能力随年龄增长而下降，自然流产率则随年龄增长而增加。所以，为了孕期顺利和宝宝的健康，下面这些项目 30^+ 女性孕前必须检查（特别是 35 岁以上的女性），以预防流产、难产。

30^+ 女性孕前检查项目（必查）

● 遗传方面

抽血检查染色体、血型，做基因分析。

● 生殖器方面

B 超检查子宫体、子宫颈、卵巢、输卵管的情况。

● 环境方面

做微量元素检测，或对有异味的环境进行检测。

● 内分泌方面

抽血查甲状腺功能、血糖、性激素情况。

● 免疫方面

抽血检查抗精子抗体、抗卵磷脂抗体、抗子宫内膜抗体、狼疮因子等。

● 感染方面

须做白带和血液检查，以排除滴虫、霉菌、HPV、支原体衣原体、风疹病毒、巨细胞病毒感染。

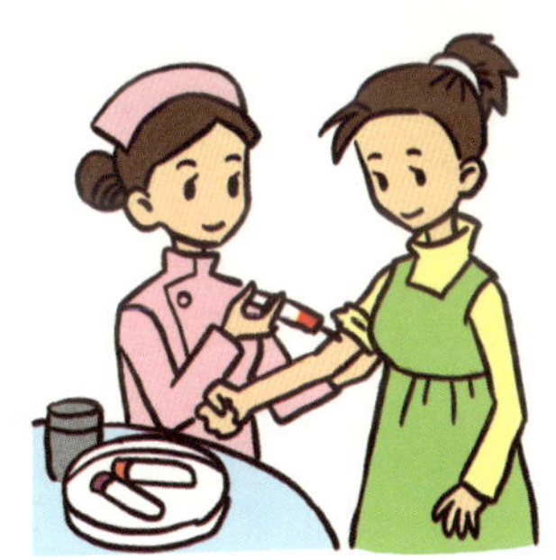

三、30⁺ 备孕女性要重视产道维护

产道是宝宝出生的通道，保护好产道是保证宝宝顺利出生的必要条件，也是延长女性青春、延缓衰老的前提。

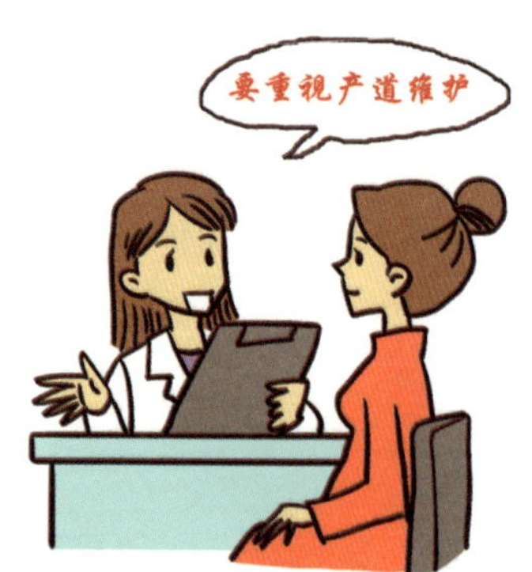

产道维护是自然分娩的要求

分娩时，产道的条件和健康状况决定了宝宝能否顺利从产道娩出。

30 岁后，女性身体条件相比之前会相对差一些，尤其是那些不太在意健康保养的女性。因此定期检查产道、维持产道正常菌群、保护好产道的自净功能和弹性，这些往往关系到分娩时选择自然分娩还是剖宫产。

维护好产道能调节女性激素分泌，对保持激素平衡、改善女性生理状况、延缓衰老和推迟更年期都有重要作用。

产道维护重点

产道预防性维护

大龄女性产道的组织器官自我恢复能力减弱，所以产后发生子宫复旧不全、产后尿潴留、子宫脱垂等疾病的风险更大。

应对方法：可在孕前通过生物电刺激、专门的按摩手法，以及中医调理等手段进行产道预防性维护，使产道回复年轻状态，最大程度地降低产后各类问题出现的风险。

产道清洁维护

由于产道自净能力和免疫力的下降，30⁺ 备孕妈妈产道不洁是普遍现象，若怀孕前产道出现炎症，不及时进行治疗，会带来很多隐患。

隐患：①分娩时会引起胎儿眼睛、口腔等局部感。；②怀孕时病原体经宫颈上行，可能引起羊膜炎、胎膜早破而导致流产、早产或胎儿畸形。

应对方法：①孕前做好产道清洁维护工作，积极治疗阴道炎、宫颈炎症。②平时不要乱用各类洗液，每天用温水清洗外阴，保持产道内正常菌群的平衡，保持产道自洁能力，预防产道感染。

产道弹性维护

女性年龄增加，组织也会有所退化：①骨盆会变坚硬。②韧带和软产道组织弹性变小。③子宫的收缩力和阴道的伸张力也减弱。

以上情况容易导致分娩过程延长，可能引起难产、产道损伤和会阴撕裂。

应对方法：备孕时加强骨盆锻炼和骨盆底肌肉练习，以维护产道弹性。

骨盆底肌肉的练习

仰卧，两膝弯曲，双脚平放，好像要中止排尿那样用力收紧肌肉。感觉就像是阴道正将某物体拉入其内，轻轻往里吸，然后停顿，再用力缩紧，直到你再使不出更大的力气为止。

保持片刻，然后逐渐放开。重复做 10 次。

30^+ 女性要经常做这项练习，每天可以做 3~4 次。一旦熟练了，在任何时间、任何地点都可以练习，坐着、躺着、站着都可以进行。

四、30⁺ 女性备孕特别提醒

身体内的有害毒素会随年龄增长而增加，从而影响到卵子的质量，因此30⁺ 女性备孕时首先要克服的是年龄对卵子“青春”的影响。为此要保持健康的生活习惯，尽量减少身体对毒素的吸收。

减少身体毒素对卵子质量的伤害，从健康饮食开始

● 常吃粗纤维的食物。如芹菜、韭菜、豆芽、竹笋、白薯等。

粗纤维能够刺激肠道蠕动，防止便秘，可减少毒素在体内的沉积。

● 不要吃零食。经常吃零食，胃就需要随时分泌胃液来消化，会增加肠胃系统的负担，影响正餐的食欲和消化吸收。

特别想吃零食的话，要以天然的水果和坚果为主。

● 适量吃些鱼、肉和乳制品。可以增加脂肪，保证乳房营养供给，使乳房保持丰满和弹性，以免孕后乳房下垂。

● 补充钙质。女性从 28 岁以后身体内的钙就开始流失，随着年龄的增加，流失的速度也随之加快。为了满足胎儿骨骼发育的需要，怀孕后女性会损耗大量钙质。咖啡会加速骨质疏松的速度，备孕期间最好戒掉咖啡。另外，多食含丰富钙质的食品，以预防孕期缺钙和孕后骨质疏松。

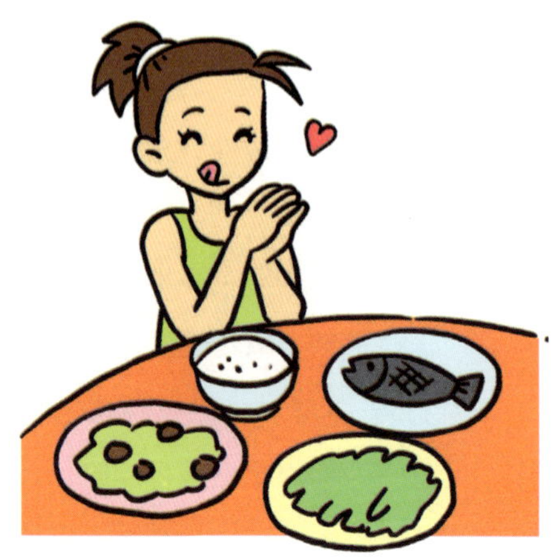

● 每天吃好早餐。规律且营养的早餐能有效地促进新陈代谢，保持血管和免疫系统的年轻。

克服年龄影响，维护卵子活力，要保持健康的生活方式

大多数 30+ 女性在工作岗位上承担着相当大的重任，因此备孕期间要特别注意平衡好工作和生活。

第一，保证作息规律，晚上不熬夜，早睡早起，保证睡眠充足。

第二，经常站起来走走，长时间坐着不动对骨盆内的血液循环最为不利。

①多站立、走路。每日累计 1~2 小时的站立与步行，既可改善骨盆血液循环，又能防止钙质流失。

②坚持练习。经常做瑜伽、普拉提等运动，拉伸韧带，增加韧带弹性，恢复身体柔韧性和维持生育能力。

第三，远离烟酒。烟、酒对卵子损伤很大，备孕期间要尽可能避开抽烟、喝酒的环境。

学习孕产知识，备孕更从容

焦躁、忧虑的情绪不利于怀孕，即使怀孕也会影响胎儿的健康发育，所以从备孕开始就要学习孕产知识，学会管理情绪，让自己保持乐观的心态。

①学习孕产知识。缓解无知而带来的担心和恐惧。

②看育儿书籍、听讲座、听周围过来人的经验之谈。

注意：学习时应购买正规出版社出版的孕育、备产、育儿类科普读物，以专业医师意见为主，勿把网上论坛七嘴八舌的“指点迷津”当真。

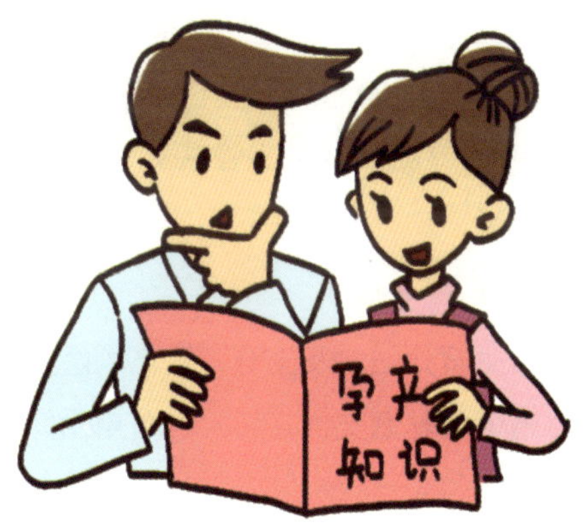

30^{+} 备孕女性都很了不起，需要改变习惯了多年的生活节奏，克服年龄对身体的影响，并放下辛苦打拼得来的事业成就。不过想想把一个可爱的宝宝拥在怀中的感觉，那这一切都是值得的，所以 30^{+} 的准妈妈们，加油吧！

了解与职场女性有关的生育法律、法规

- 《劳动法》第 61 条规定：不得安排女职工在怀孕期间从事国家规定的第三级体力劳动强度的劳动和孕期禁忌从事的劳动；对怀孕 7 个月以上的女职工，不得安排其延长工作时间和从事夜班劳动。

- 《劳动法》第 29 条、《劳动合同法》第 42 条、《妇女权益保障法》第 27 条、《女职工劳动保护特别规定》第 5 条，都有用人单位不得在孕、产、哺三期解除或终止女职工的劳动合同及降低工资的规定。如果用人单位违法强行解除劳动合同，可以申请劳动仲裁，要求用人单位继续履行劳动合同至孩子满周岁之日，且照常支付工资。

- 《女职工劳动保护特别规定》第 4 条规定：不得在女职工孕、产、哺三期降低其基本工资，或者解除劳动合同 ；怀孕 7 个月以上（含 7 个月）的女职工，一般不得安排其从事夜班劳动，在劳动时间内应安排一定的休息时间。怀孕的女职工，在劳动时间内进行产前检查，应当算作劳动时间。

- 《妇女权益保障法》明确规定：任何单位不得以结婚、怀孕、产假、哺乳等为由，辞退女职工或单方解除劳动合同。

- 《女职工劳动保护特别规定》规定：女职工生育或者流产的，其工资或者生育津贴以及生育、流产的医疗费用，所在单位已经参加生育保险的，由生育保险基金支付，超出的费用由职工个人承担；未参加生育保险的，由用人单位支付。

专家诊室

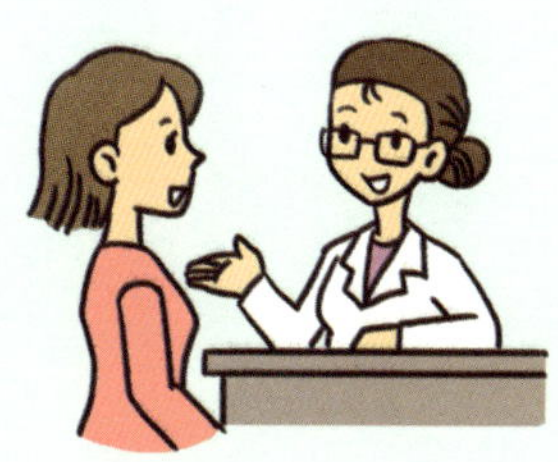

大龄备孕要对自己有信心

虽然我一直强调女性早要孩子好，25~30 岁是生育的最佳时期，但万一错过了，也不用每天担心害怕自己孤独终老。现在，30 岁以上当妈妈的女性非常多，我也挺能理解的。想想吧，上完大学就二十二三了，读个硕士研究生 3 年，读个博士研究生又是 3 年，这就近 30 岁了，还要工作几年，可不就得三十几了。这还是假设一毕业就结婚的情况，万一上学期间没有找到合适的伴侣，这随便找一找，可又得一两年，转眼就把生娃大计推到 35 岁以后了。

在我的身边，大龄产妇特别多，最大的我见过初孕 42 岁的。至于我的病人，有 45 岁还做试管成功，当上妈妈的。我女儿的好多朋友也都是 40 多岁怀孕的。关键是要对自己有信心，要有健康的生活方式。

有的姑娘，才二十几岁，但是从十几岁就开始反复做人流，虽然年纪小但生育部件磨损得厉害；有的姑娘，虽然年纪大，但是生活健康规律，心态平和，生育部件的功能还保持得非常好。所以年龄虽然是生育能力的一项重要判断指标，但也不是唯一的指标。

Q 有的高龄妈妈是备孕头胎，有的是备孕二胎，这二者在备孕方面有哪些区别呢？

A：在备孕流程上大致都差不多。一是孕前检查，排除某些孕期隐患；二是锻炼身体，注意营养，准备高质量的卵子。

二者的不同主要在孕期和分娩上。特别头胎是剖宫产的妈妈，她们二胎时要注意瘢痕子宫的问题：要警惕胎儿是否刚好着床在子宫的瘢痕上，也要警惕先兆子宫破裂的风险。

在分娩方式的选择上，头胎剖宫产的妈妈也要多考虑一个因素：子宫瘢痕的厚度。如果是顺产的二胎妈妈，分娩时会比头胎更快。

图书在版编目（CIP）数据

好心情备孕 / 姜淑清著. —南京：译林出版社，2016.11
ISBN 978-7-5447-6646-3

Ⅰ.①好… Ⅱ.①姜… Ⅲ.①优生优育－基本知识 Ⅳ.①R169.1

中国版本图书馆CIP数据核字（2016）第231781号

书　　名	**好心情备孕**
作　　者	姜淑清
责任编辑	王振华
特约编辑	申丹丹　邓　薇
出版发行	凤凰出版传媒股份有限公司 译林出版社
出版社地址	南京市湖南路1号A楼，邮编：210009
电子信箱	yilin@yilin.com
出版社网址	http://www.yilin.com
印　　刷	北京京都六环印刷厂
开　　本	710×1000毫米　1/16
印　　张	13.5
字　　数	80千字
版　　次	2016年11月第1版　2016年11月第1次印刷
书　　号	ISBN 978-7-5447-6646-3
定　　价	36.80元

译林版图书若有印装错误可向承印厂调换

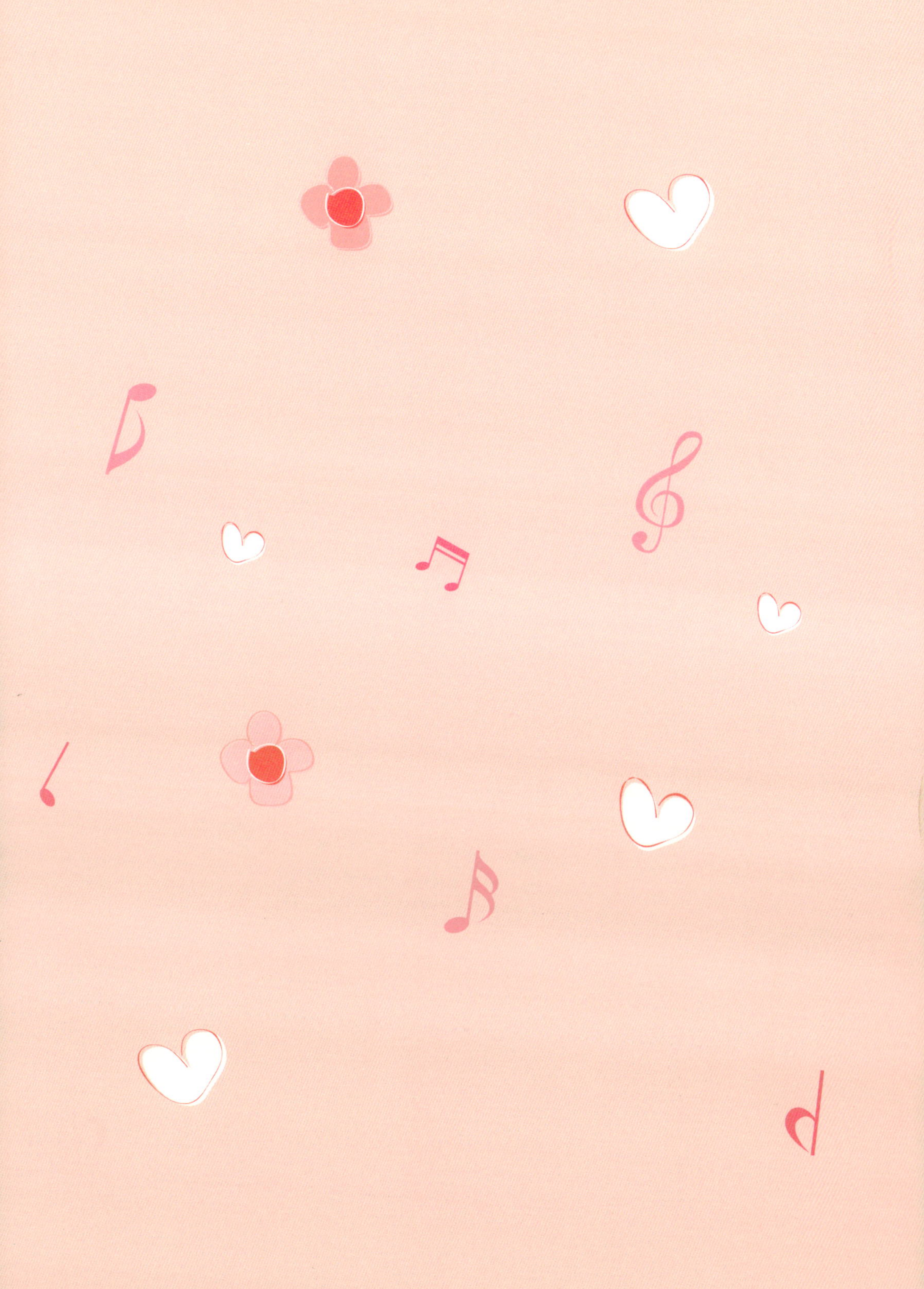

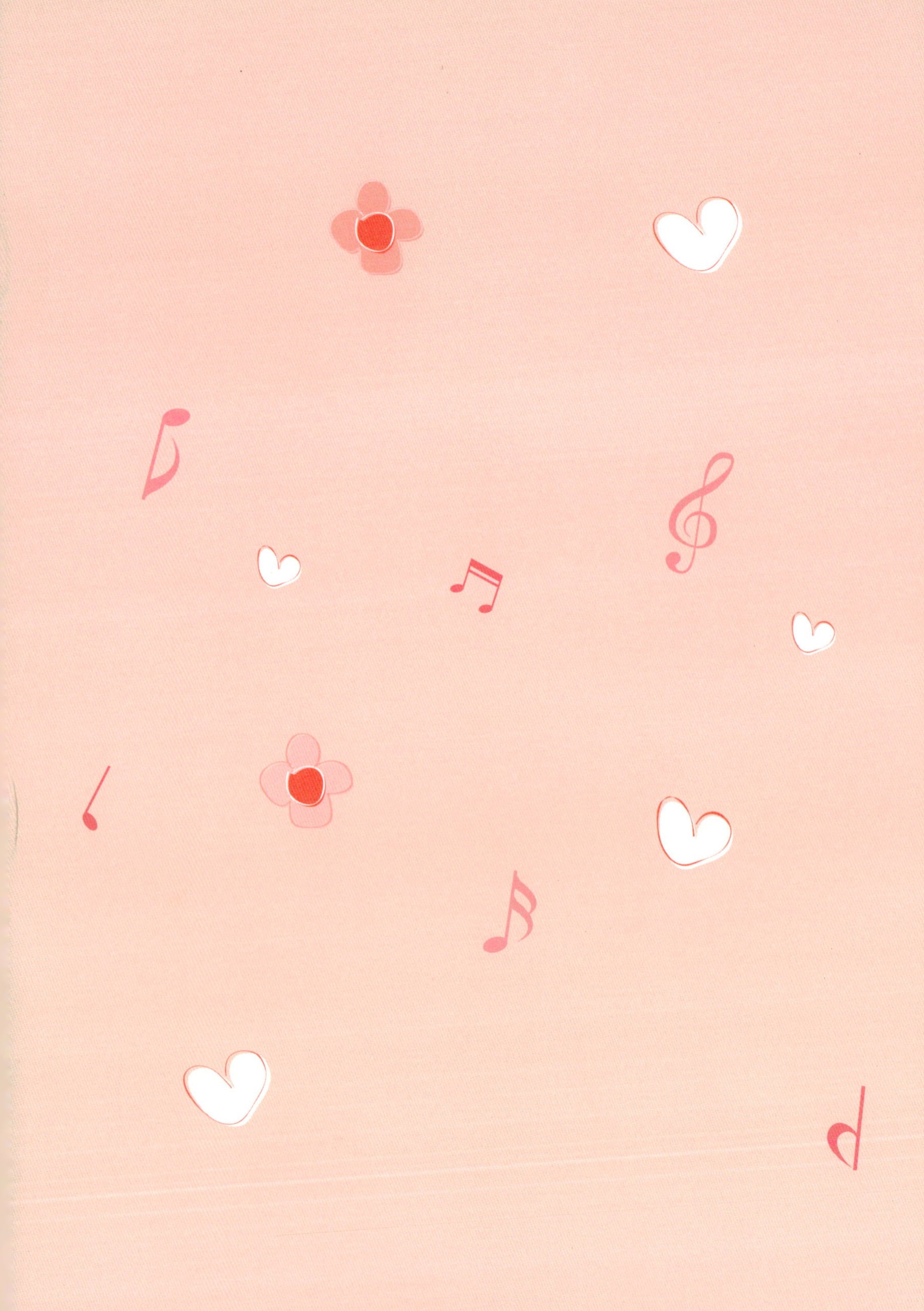